園医がやさしくレクチャー！

園児のケガ・体調不良時の対処ガイド

 編 稲見 誠
いなみ小児科 院長
一般社団法人全国病児保育協議会 理事（前 会長）

文光堂

執筆者一覧

●編集
稲見　　誠　　いなみ小児科 院長
　　　　　　　医学博士
　　　　　　　日本小児科学会小児科専門医
　　　　　　　一般社団法人全国病児保育協議会 理事（前 会長）
　　　　　　　日本大学医学部非常勤講師

●執筆（執筆順）
稲見　　誠　　いなみ小児科 院長
　　　　　　　医学博士
　　　　　　　日本小児科学会小児科専門医
　　　　　　　一般社団法人全国病児保育協議会 理事（前 会長）
　　　　　　　日本大学医学部非常勤講師
吉岡　淑隆　　いなみ小児科 副院長
　　　　　　　日本小児科学会小児科専門医
　　　　　　　特定非営利活動法人せたがや子育てネット 理事
市橋いずみ　　いなみ小児科 副院長
　　　　　　　日本小児科学会小児科専門医
佐藤　里美　　さとう小児科医院 病児保育室バンビーノ 室長
　　　　　　　一般社団法人全国病児保育協議会 副会長

序　文

　保育園の待機児童の増加で保育園の増設が著しく拡大しています．その結果，保育士の不足，保育士の保育業務過多，新人の保育士の増加などによる保育の質の低下が問題になってきています．このような状況のなかで保育の質と安全性の向上のため，子どもの発達や病気の知識を持っている看護師の役割が重要になってきています．厚生労働省は将来的に全保育園に看護師を配置する方針を進めていますが，2010年の段階では看護師の保育園への配置は30％程度しかありません．今後すべての保育園への看護師の配置が望まれます．

　さて，保育園看護師の仕事は多岐にわたり，高い専門性も求められています．つまり園児の健康を守るばかりでなく，保育園全体の健康管理をしなければなりません．また，病気やケガの初期対応，病気の重症度の判定を行い重症なら医療機関に至急受診させる，流行性の病気が複数発生したときの対処，さらに保護者に病気やケガの家庭での看護方法を指導する，などさまざまな仕事があります．このように保育園看護師の業務は大変重要です．しかし，そのような内容の保育士向けの本はありますが，保育園看護師向けの本はありません．

　そこで今回，保育園看護師がわかりやすく参考にできる本を出版することにしました．本書の特徴として，保育園看護師が日常的に遭遇するであろう病気やケガの重症度の診断や保育園での対処，感染症の予防などを表や図を多用して視覚的にわかりやすく作りました．「はじめに」には保育園看護師の多岐にわたる役割を記載しましたが，すべてを完璧に行うことは難しいので，職員の協力を得てできることから始めるとよいでしょう．第1章「総論」は，子どもの発達の過程に関することです．子どもは年齢によって生理的発達・精神運動発達・バイタルサインが変化するので，そのことを理解して子どもを診なくてはいけません．第2章「症状とその対処」は，症状とその重症度の判断の助けになり，どのような症状があるときは緊急に医療機関を受診させなければならないかなどのことが，見やすい表で現わされています．第3章「感染症の予防」は，保育園で感染症から園児や職員を守ることが看護師の重要な役目であるが，そのために必要な各感染症の特徴と感染予防法や登園の目安などを記載しました．第4章・第5章は，保育園でよく見る病気とその対処を簡潔にまとめました．第6章「保育園での事故とその対応」では，事故を起こさせない環境整備や事故への対処方法などをまとめました．第7章「食物アレルギー」は，近年増加し死亡例まで報告されている食物アレルギー症状やアナフィラキシーについて，予防と対処をわかりやすく記載しました．第8章「気になる子ども，発達障害とその傾向のある子どもへの対応」では，最近増加していると言われているこれらの子どもが保育園で幸福に過ごし，問題を起こさせない指導方法などが参考になると思われます．最後に第9章「看護師・保育士の保育園・病児保育室での役割」は，看護師と保育士や嘱託医との連携が園児の安全と健康を守るために重要であることを解説しました．

　本書によって子どもたちの健康を守り，保育園・病児保育看護師が悩みを減らして働きやすくなることができれば幸いです．

2019年2月

稲見　誠

CONTENTS

はじめに　　　　　　　　　　　　　　　　　　　　　　稲見　誠　6

第1章　総論　　　　　　　　　　　　　　　　　　　　稲見　誠　10

1. 子どもの生理的発達　10
2. 子どもの精神運動発達　16
3. 子どもの診方とバイタルサインの見方　18

第2章　症状とその対処（症状と重症度およびその対応）　稲見　誠　20

1. 発熱　20
2. 鼻汁・鼻閉　22
3. 咳　24
4. 下痢と嘔吐　26
5. 脱水　30
6. 便秘　32
7. けいれん　34
8. 呼吸困難　36
9. 意識障害　38

第3章　感染症の予防　　　　　　　　　　　　　　　　稲見　誠　40

1. 感染症の基本知識とその予防　40
   感染症の成り立ち／感染症の要素／感染症の予防／子どもの免疫とワクチン

第4章　保育園や病児保育室でよく見る病気（治療・看護と登園の基準）　吉岡淑隆　48

1. インフルエンザ　48
2. 溶連菌感染症（溶連菌性咽頭炎）　50
3. 咽頭結膜熱と流行性角結膜炎　52
4. ウイルス性胃腸炎　54
5. 手足口病　58
6. ヘルパンギーナ　60
7. 伝染性紅斑（リンゴ病）　62
8. 水痘（みずぼうそう）と帯状疱疹　64
9. 単純ヘルペス感染症（ヘルペス歯肉口内炎）　66
10. 流行性耳下腺炎（おたふくかぜ）　68
11. 麻疹（はしか）　70
12. 風疹　72
13. RSウイルス感染症　74
14. 気管支喘息，喘息性気管支炎　76

第5章 保育園でよく見る皮膚の病気　　　吉岡淑隆　78

- 1　汗疹（あせも）　78
- 2　ドライスキン（乾燥肌）　80
- 3　虫刺され　82
- 4　伝染性軟属腫（水いぼ）　86
- 5　伝染性膿痂疹（とびひ）　88
- 6　アトピー性皮膚炎　90

第6章 保育園での事故とその対応　　　吉岡淑隆　92

- 1　事故を起こさないための環境整備　92
- 2　打撲傷（頭部・顔面・四肢）　94
- 3　きず（擦り傷・ぱっくり傷・噛み傷）　96
- 4　熱傷（やけど）　98
- 5　熱中症　100
- 6　異物誤飲と気道異物　102

第7章 食物アレルギー　　　吉岡淑隆　104

- 1　子どもの食物アレルギーの特徴　104
- 2　食物アレルギーの予防と対応　106
- 3　アナフィラキシーショック（エピペン®の使い方）　108

第8章 気になる子ども，発達障害とその傾向のある子どもへの対応　　　市橋いずみ　112

- 1　発達障害　112

  発達障害とは／注意欠陥／多動性障害（ADHD）／自閉症スペクトラム障害（ASD）／学習障害（LD）／チック症，トゥレット症候群／吃音

第9章 看護師・保育士の保育園・病児保育室での役割　　　佐藤里美　118

- 1　看護師と保育士の連携，共有すべき情報　118
- 2　基本的生活習慣の援助　124
- 3　園医（嘱託医）との連携　129
- 4　保護者への連絡と支援　130

索引　133

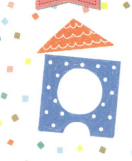

はじめに

- 近年の核家族化や地域社会の機能低下，共働き・ひとり親の増加などで家庭での保育が減り，それに代わり保育園や病児保育室での保育の重要性が高まっている．子どもの健康を守り，健全な成育をなすためには，保育園の看護師の役割は大きい．

子どもを診るにあたって

- 子どもは単に大人を小さくしたものではない．子どもは精神的・生理学的・解剖学的・運動能力・コミュニケーション能力が大人と異なっていることを常に自覚しなければならない．

a. 子どもは発達段階にいる

- 子どもは常に身体的・精神的に発達過程にある．子どもを診るにあたっては，その子どもの発達段階を十分に理解していなければならない．

b. 子どもの普段の生活を知る

- 子どものちょっとした変化が病気の発見に役立つことが多い．そのためには健康なときの子どもの生活（活動性・機嫌・食欲・睡眠など）を知っておくことが必要である．

c. 子どもには個性がある

- 100人の子どもがいれば，100通りの看護と保育がある．画一的な看護と保育でなく，その子どもに合ったものにしなくてはならない．

d. 子どもの独特の病気

- 子どもの病気は独特のものがあるので，それらを理解しなければならない．

e. 子どもの成育環境

- 子どものことを理解するためには，その子どもの家族関係や環境を知らなければならない．

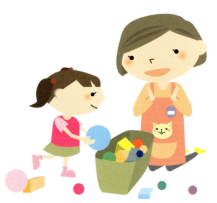

2 看護師の保育園での仕事

a. 子どもの病気やケガへの対応
- 子どもが病気やケガになったとき，子どもの不安を解消し，適切な処置を行う．
- 必要なら保護者に連絡して状況を説明する．また，病気が感染力の強いものなら，子どもを隔離して感染防御に努める．さらに，いつから登園できるかを保護者に説明する．

b. 病気やケガの重症度の判定
- 在園中に子どもが病気を発症した時に，その症状に緊急性があるか，経過観察してよいかを判断しなければならない．
- 救急車などで医療機関を至急に受診させるか，それほど緊急性はないが保護者に連絡して迎えに来てもらうか，あるいはそれほど心配のない状態なのでお迎え時に保護者に報告すればよいかなどを判定する．

c. 保育園全体の健康管理
- 子どもはもとより職員全員の健康管理をする必要がある．
- 職員の定期便培養の結果確認や，細菌培養が陽性になった場合には，園医と相談して今後の対処をする．
- 職員が感染性胃腸炎（ノロウイルスなど）・細菌性腸炎・インフルエンザなどに罹患した場合には，その職員の職場復帰に関して助言をする．
- 感染性胃腸炎罹患者などが園内で大量発生した場合は調理者が感染源の可能性があるので，調理者の問診や便検査を施行して行政の担当者・園医などに至急に報告し，それぞれの指示に従うようにする．

d. 感染症の情報の速やかな開示
- インフルエンザ，ロタ・ノロウイルスによる感染性胃腸炎，RSウイルス感染症などの感染力が強く園内でまん延する可能性のある病気が発生した場合は，すみやかに情報を掲示して保護者の注意を喚起する．また，家庭での注意事項などもお知らせする．

e. 保育士や園医・嘱託医との連携
- 保育士と看護師の関係を意思の疎通が良好なものにするように努めなくくはならない．また，園内で医療的判断に困った場合には園医に相談する．
- 子どもの状態により緊急で相談しなければならないこともあるので，いつでも電話して相談にのってくれるような関係を園医との間に構築しておく必要がある．

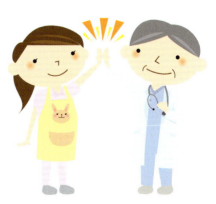

f. 情報の共有とマニュアルの作成

- 大きな事故や病気の急変，食物アレルギーの出現したときにパニックにならないために，マニュアルの作成と職員での共有が必要である．
- 特にけいれんや食物アレルギーによるアナフィラキシーなどの対処マニュアルは，すぐに目の届くところに置くか壁に貼っておくことが必要である．けいれんとアナフィラキシーのマニュアルの例を**表1，2**に示す．

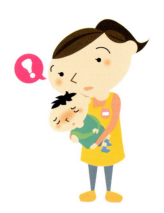

表1　けいれんが起きたら

①保育士が1人で子どものけいれんを発見
- 他の職員（看護師）を呼ぶ．決して1人で対応してはいけない
- 子どもを安全な場所に寝かせ，他の子どもを周辺から移動させる

②1人が患者を見る
- けいれんが起こった時間を記録する（止まった時間も同様）
- けいれんしても危険のない場所に寝かせる．嘔吐しても気管に誤飲しないように顔を横に向ける
- どのようなけいれんか観察する（左右差があるか，間代性か硬直性か）

③もう1人の職員が各所に連絡する
- 園長に報告する
- けいれんの既往がある場合
  家庭に連絡して，指示をもらう．与薬がある場合には服用させる．場合により園医に相談する．10分以上けいれんが続くようなら救急車を呼ぶ
- 初めてのけいれんの場合
  家庭に連絡し，救急車を呼ぶ．けいれんの多くは熱性けいれんであるが，まれに髄膜炎や頭部外傷でもけいれんが起こる

表2　アナフィラキシーを起こしたら

	アナフィラキシーが疑われる症状
皮膚	全身的な蕁麻疹・赤み・かゆみ・顔全体のはれ
呼吸器	喉や胸の締めつけ感・息苦しい，ゼーゼーする・声がれ 強く連続する咳
消化器	2回以上の嘔吐・下痢・強い腹痛
全身	顔色が悪い・ぐったりする・意識を失う・失禁する

①上記症状が1つでもあれば，アナフィラキシーとして対応する
②アナフィラキシーを見つけたら，他の職員にただちに知らせる．1人で対応してはならない
　エピペン®の使用を依頼されている子どもには，ただちに躊躇することなくエピペン®を使用する．エピペン®の使用の有無にかかわらず救急車をただちに要請する．救急車の要請もエピペン®の注射も躊躇してはならない

- その他，種々の事項に関してもマニュアル作成を行い，職員全員が共通認識を持つように努める．

g. 職員の教育
- 保育士に対して，子どもの病気と症状への対処，病気の重症度の判定，保護者を呼び出す目安，感染予防の方法など，定期的に研修を行う．
- また，同じことでも繰り返し反復して教育することが必要である．

h. 保護者への健康指導
- 保護者の保育力が低下していることがある．特に病気の看護などは無知なこともあるので，発熱時や下痢嘔吐時の家庭での看護方法などを指導する．
- また，どのような症状があるときに医療機関を受診するかを指導する．

i. 自己研修
- 保育・看護は数年で常識が非常識になることがある．子どもの健康を守るためには外部の研修会などに出席して常に新しい知識を修得する必要がある．

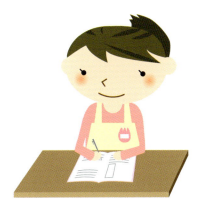

j. 保育士としての知識を修得する
- 看護師は保育士の仕事を理解し，また，保育の知識も学ばなければならない．
- 保育士が医学的・看護学的知識を持つことにより，職員が一体化して子どもの健康を守り健全な発育を育むことができる（図1）．

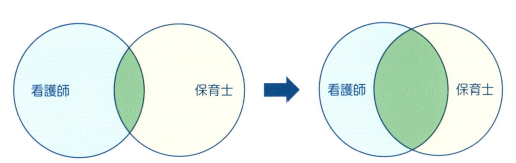

図1 看護師と保育士の役割
看護師と保育士の重なっている部分が大きいほうが良い．
（全国病児保育協議会：病児保育マニュアルより作成）

第1章　総論

1　子どもの生理的発達

1　身長・体重・頭囲の成長

- 子どもの身体発育は個人差が大きいが，一般的にパーセンタイル値や標準偏差値（SD）を参考にして特に発育の遅れなどを注意していく必要がある．

❶体重
- 出生時体重の平均は3kgである．女児はやや軽い．
- 生後3～4ヵ月で出生時の2倍，生後1年で約3倍となる．
- 1日当たりの体重増加は，0～3ヵ月で30g，3～6ヵ月で15～20g，6～12ヵ月で8～10gである．
- 生理的体重減少：新生児期の赤ちゃんの体重が出生時よりも減少することを，新生児生理的体重減少という．ピークは生後3～5日である．

❷身長
- 出生時身長の平均は，男児49.9cm，女児49.0cmである．
- 生後1年で1.5倍，生後4年で約2倍になり，学童期になると1年間で5～6cmずつ成長する．
- SDスコアが－2.0SD以下なら低身長を疑う．

❸頭囲
- 出生時の平均は，男児33.5cm，女児33.0cmで，胸囲より大きい．
- 頭囲と胸囲は1歳でほぼ同じになり，2歳以降は胸囲が大きくなる．

❹プロポーションの変化
- 出生時は頭部の比率が高くほぼ4頭身であるが，成長とともに7～8頭身となる（図1）．

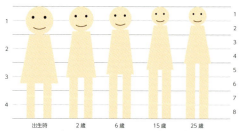

図1　子どもの成長に伴うプロポーションの変化
(Robbins WJ, Brody S, Hogan AG et al: Growth. Yale University Press, New Haven, 1928より引用改変)

1. 子どもの生理的発達

a. 身長を評価する方法

❶ パーセンタイル値
- 全体を100として，小さいほうから何番目になるかを表す．例えば10パーセンタイルは小さいほうから10番目，90パーセンタイルは小さいほうから90番目ということになる．50番目が中央値である（図2）．
- パーセンタイル値が10パーセンタイル以下の場合は経過観察を行い，特に3パーセンタイル以下の場合は園医などに相談する必要がある．

❷ SDスコア
- 標準偏差（standard deviation：SD）という統計学な手法の1つである．簡単に言うと同年齢の多くの子どもの身長を測定し平均値を出し，そのばらつきの幅をSDという．つまりその子の身長が標準値からどの程度離れているかを表すものである（図3，4）．身長の標準値やSDは月齢・年齢により異なるので，SDスコアを算出するためには，その月齢・年齢の標準身長とSDを成書などで調べ，図5の計算を行う．
- 低身長の診断にはSDスコアが用いられることが多く，－2SD以下の身長の場合は，低身長を疑い園医や主治医を受診することを勧める．

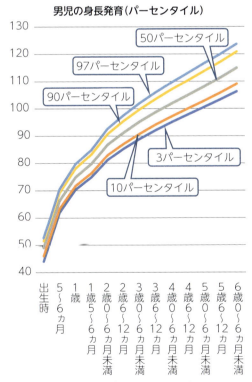
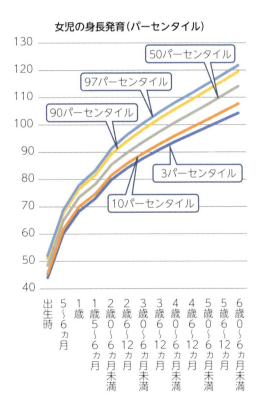

図2 身体発育（パーセンタイル）

第1章 総論

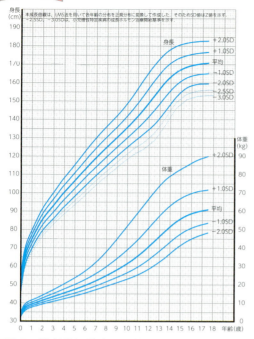

図3 横断的標準身長・体重曲線
　　　　（0〜18歳）男子（SD表示）
（2000年度乳幼児身体発育調査・学校保健統計調査）
±2SDの範囲に96％が含まれる．
（加藤則子，磯島豪，村田光範 他：Clin Pediatr Endocrinol 25：71-76, 2016, ©日本小児内分泌学会より引用）

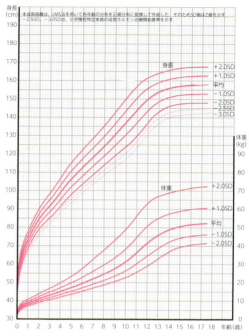

図4 横断的標準身長・体重曲線
　　　　（0〜18歳）女子（SD表示）
（2000年度乳幼児身体発育調査・学校保健統計調査）
±2SDの範囲に96％が含まれる．
（加藤則子，磯島豪，村田光範 他：Clin Pediatr Endocrinol 25：71-76, 2016, ©日本小児内分泌学会より引用）

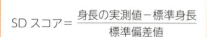

$$SDスコア = \frac{身長の実測値 - 標準身長}{標準偏差値}$$

図5 SDスコアの計算式

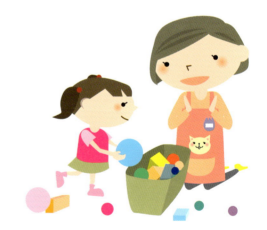

b. 体重を評価する方法

❶ 肥満度
- 子どもの体重の評価は，肥満度という数値を使って評価する．これは標準体重に対して何%くらい上回っているかを見る数値である．この方法は幼児と学童のみに使用し，乳児には使わない（図6）．

- 計算方法

$$肥満度 = \frac{実測体重 - 標準体重}{標準体重} \times 100$$

※標準体重は男女別・年齢別に特別な計算式で求めることができる．成書を参考のこと．

- 評価基準

幼児用

肥満度（%）	判定
30 ≧	太り過ぎ
30＞〜≧20	やや太り過ぎ
20＞〜≧15	太り気味
15＞〜＞−15	普通
−15 ≧〜＞−20	痩せ
−20 ≧	痩せ過ぎ

学童用

肥満度（%）	判定
50 以上	高度肥満
30 以上	中等度肥満
20 以上	軽度肥満

（日本小児内分泌学会：病気の解説　肥満
http://jspe.umin.jp/public/himan.html より作表）

図6　肥満度の評価

❷ カウプ指数
- 生後より1歳半ぐらいまでの乳幼児の栄養状態を表す指標である（図7）．

❸ BMI（主に成人が対象）
- 人の身長に対して適正体重と実測体重を比較するボディマス指数（BMI）をいう．特に肥満の判定の便宜的な方法であり，主に成人を対象に使用する（図8）．

- 計算方法

$$カウプ指数 = \frac{体重（g）}{身長（cm）の二乗} \times 10$$

- 評価基準
  - 22 以上：太り過ぎ
  - 19〜22 未満：やや太り過ぎ
  - 15〜19 未満：正常
  - 13〜15 未満：痩せ
  - 10〜13 未満：栄養失調
  - 10 未満：消耗状態

- 計算方法

$$BMI = \frac{体重（kg）}{身長（m）\times 身長（m）}$$

- 評価基準（日本肥満学会判定基準（成人）より）

BMI	判定
18.5 未満	低体重（痩せ型）
18.5〜25 未満	普通体重
25〜30 未満	肥満（肥満度1）
30〜35 未満	肥満（肥満度2）
35〜40 未満	肥満（肥満度3）
40 以上	肥満（肥満度4）

図7　カウプ指数

図8　BMI

第1章　総論

2　視力の発達

- 新生児期の視力は 0.01～0.02 程度で，光に反応するがぼんやりしていて物の形は判別できないと言われている．生後 1～2 ヵ月から注視が始まり，生後 3 ヵ月で視力は 0.1 になり追視するようになり，生後 6 ヵ月では 0.2 まで発達して物の形や顔が判別できるようになる．その後視力は急速に発達し 3 歳で 0.8 程度になり，5 歳で 1.0 以上となる．
- 斜視や強い遠視・乱視があると視力の発達が阻害され弱視となる．視力障害を重症化させないためには，早期の診断・治療が重要である．
- テレビや本を近づいて見たり，目つきがおかしく感じた場合は，園医・主治医を受診するように勧める．
- 3 歳児健診における視力の検査：視力がある程度完成する 5～6 歳となるまでに早期発見するため，3 歳児健診において視力検査を行うことが求められている．一般的な視力検査で用いられるランドルト環による検査は 3 歳児ではできない子どもがいるので，6 種類の動物の絵をみせて検査する．

3　聴力の発達

- 赤ちゃんの聴力は妊娠 6 ヵ月程度から母親の心音を聞き取り，妊娠 7～8 ヵ月からは外部の音が聞こえると言われている．出生後はすぐに母親の声を区別し，生後 6 ヵ月ころからある程度音の聞き分けができるようになり，音のする方向を見るようになる．
- 生後 6 ヵ月以降になっても名前を呼んだり音がしても振り向かない場合は，聴力に障害がある可能性があるので，園医や主治医に相談するように勧める．

4　呼吸器の発達

- 子どもの呼吸数は，体重当たりの酸素消費量が大きいため，新生児では 1 分間に 40 回，その後年齢とともに減少し 5 歳児では 25 回，10 歳児では 20 回程度になる．
- 大人は胸腹式呼吸であるが，乳幼児は腹式呼吸が主であり，7～8 歳で胸式呼吸が主となる．そのため乳幼児では腹部膨満があると呼吸が苦しくなる．
- 大人は鼻閉が起こると口呼吸ができるが，乳児では鼻呼吸が主なので，鼻閉が起こると，授乳が困難になったり，場合によっては呼吸困難となる．乳児が発熱もなく，鼻汁・鼻閉なら，鼻汁を吸引することが重要である．

1. 子どもの生理的発達

 ## 5 腎臓の発達

- 子どもの腎臓の機能はまだ十分に発達していない．腎臓の構造は新生児から大人と同じであるが，体表面積当たりの血流量は2歳6ヵ月程度で大人と同等になる．
- 腎臓の機能的な未熟性は尿細管で最も明らかである．尿細管には体に水分や電解質が不足すると，体液の喪失を防ぐために，水分や電解質を再吸収する．尿細管機能が未発達だと水分や電解質が失われて脱水症に陥りやすくなる．子どもが脱水症になりやすい原因の1つである．

 ## 6 体温調節機能の発達

- 体温が設定体温異常に上昇すると，発汗を起こし体温を下げる機能がある．しかし，子どもの発汗速度は大人ほど早くなく，体温を下げるのに時間がかかる．
- また，子どもは代謝が活発なため熱生産量が大きいうえ，大人に比べて体重当たりの体表面積が大きいため外部の環境から熱を吸収しやすい．そのことが子どもの熱中症の原因の1つである．

 ## 7 食物摂取能力の発達

a. 哺乳反射とは

- 生まれたばかりの新生児は随意運動はできないが，生きていくためには哺乳をしなければならない．そのため赤ちゃんには生き抜くために原始行動というものが備わっている．原始行動にはモロー反射のような原始反射と，微笑や四肢をぴくぴく動かす自発運動というものがある．哺乳のためには，この両者が関わっている哺乳反射が必要である．

■ 哺乳の3原則

❶ 吸着	探索反射により母親を探して，捕捉反射で乳首を口の中で密着させる
❷ 吸啜	舌のくねくねした波動の運動で，乳首や乳頭を圧迫・吸引する
❸ 嚥下	乳児の独特の嚥下＊により，乳汁を食道に運ぶ

＊乳児嚥下とは：成人では物を飲み込むとき呼吸をとめるが，乳児嚥下は呼吸と嚥下を同時に行っている．

b. 離乳食開始のタイミング

- 離乳食の開始は，安定したお座りができて，吸啜反射が弱くなってくる生後6ヵ月が一般的である．吸啜反射が強いと食物を押し出してしまうことがある．また，無理に離乳食を進めるとかえって食事嫌いになることがあるので注意が必要である．
- 離乳食の終了は，おおむね1歳6ヵ月程度である．

第1章 総論

2 子どもの精神運動発達

1 標準的な発達のめやす

- 子どもを保育・看護するためには，子どもの正常な精神運動発達を知る必要がある．
- 子どもは生まれてきてすぐには，自発的な動きはできない．そこで原始反射といって本人の意思に関係なく外の環境に適応するために，脊髄と脳幹のみを介した動きをする．例えば母乳を飲むために乳首を探す探索反射や飲むための吸啜反射がある．
- 基本的な原始反射が発現する時期を**表1**に記載してあるが，なかにはある時期に消失する反射もあり，発現時期と消失時期の両者をみなければならない．
- 運動発達や精神発達は個人差が大きい．また，全てが順番通り発現しない場合もあるので，1つのことができなくても発達の遅れと判断してはいけない．例えば10ヵ月になってもハイハイできなくても，1歳で歩き始め，その後正常に発達することもある．
- 1歳半までの重要な運動発達の標準的な発現時期を**表2**に示す．これが2～3ヵ月遅れている場合は，発達が遅れている可能性がある．
- 出生時から6歳未満までの運動発達，知的・言語発達，社会性・生活習慣の発達を**表3**に示した．1つの事項だけに注目するのではなく，3つの分野を総合的に判断しなくてはならない．

表1 新生児から乳児の原始反射

反射		発現時期	消失時期
モロー反射		出生時	3ヵ月過ぎると減弱する 6ヵ月過ぎても消失しない場合は異常と考える
把握反射	手掌	出生時	4ヵ月，6ヵ月過ぎても消失しない場合は異常と考える
	足底	出生時	12ヵ月
吸啜反射		出生時	6ヵ月
探索反射		出生時	6ヵ月
自動歩行		出生時	4ヵ月
引き起こし反射		出生時	12ヵ月
パラシュート反射		6～8ヵ月	持続する

これらの反射は高次脳の支配を受けずに，脊髄や脳幹の各レベルで無意識のうちに行われる反応．

表2 運動発達の評価

- 頸定　　　　3～4ヵ月
- 寝返り　　　5～6ヵ月
- 一人座り　　7～8ヵ月
- 腹ばい　　　7～8ヵ月
- ハイハイ　　7～8ヵ月
- つかまり立ち　　10ヵ月
- つたい歩き　10～12ヵ月
- 一人歩き　　13～15ヵ月

2. 子どもの精神運動発達

表3 乳幼児の運動機能・言語知覚機能・社会性などの発達

月齢	運動機能	知覚・言語機能	社会性・生活習慣
1ヵ月	刺激に対して全身運動で反応・手を握っている	音に反応する・光に反応する	むし笑い（新生児微笑）をする
2ヵ月	同上・腹臥位で数秒頭を上げる	同上・喃語が始まる	あやすと笑う・指しゃぶりをする
3ヵ月	モロー反射など刺激に対する全身運動は減少・頸定が始まる・臥位で頭を持ち上げる	音や光に反応してその方向を向く	声を出して笑う・人を目で追う・母親を他人と区別するようになる
4ヵ月	首が座る（頸定）	同上	あやすと笑う・嫌なときに反り返る
5～6ヵ月	おもちゃを掴む・寝返りをする・お座りをする	母親の声と他者の声を区別できる・名前を呼ぶと振り返る	周囲に関心を示す・哺乳瓶や食物を見ると喜ぶ
7～8ヵ月	ハイハイを始める・しっかりと座れる	夜泣きが始まる場合がある	人見知りをする・声を出して呼ぶ
9～10ヵ月	ハイハイがうまくなる・つかまり立ちをする・指で物を掴む	自分の意思を態度で示す（食物の好き嫌いが始まる）	大人のまねをする・バイバイをする・マンマと言って食物を要求する
11～12ヵ月	つたい歩きをする・一人立ちする	単語が言える（パパ，ママなど）・命令がわかる	哺乳瓶を自分で持つ
13～15ヵ月	一人歩きをする・段差を登る・コップに物を出し入れして遊ぶ	意味のある単語数が増える	スプーンなどを使って食べる・コップを自分で持って飲めるようになる
16～18ヵ月	歩くことが上手くなる・椅子やベットに上る	よくしゃべるようになる・意味のある単語がさらに増える・大人のいうことを理解する	ママのまねをする・おしっこした後で知らせるようになる・ストローで飲むことができる
19～21ヵ月	一人歩きがスムースになる・階段を登る	意味のある単語がさらに増え・鉛筆などで紙に線を書く	子ども同士の交流が始まる・衣服の着脱を自分でやりたがる
22～24ヵ月	転ばずに歩く・絵本のページを上手にめくる	2語文が始まる・積み木やおままごとのおもちゃで遊ぶ	子ども同士で遊び始める・大便を教える
2歳半	両足で跳ぶことができる・つま先歩きができる	ハサミなどの道具を使う・3語文ができ始める	排尿前に教えるようになる
3歳	階段を一段づつ交互に足を出して登る・短時間片足立ちができる・三輪車に乗れる	文章を話すことができる（3語文以上）・絵を見て何色かいうことができる	クレヨンで○を書ける・友達と喧嘩する・ひとりで食事できる・夜のおむつがとれる
4歳	片足でケンケンできる・でんぐり返しができる	日々の出来事を母や先生・友達に話す	ゲームや競争で自分が負けると悔しがる・顔や手を洗って拭く・衣服の着脱を自分でできるようになる
5歳	スキップができる・紐を結ぶことができる	簡単なしりとりができる・ひらがなで自分の名前を書く・折り紙ができる	じゃんけんの勝ち負けがわかる・良いことと悪いことをある程度理解するようになる

第1章 総論

3 子どもの診方とバイタルサインの見方

1 子どもを診るときの注意点

- 子どもを診るときに知っておくべきこと，考慮すべきことを下記にまとめた．

普段の様子	乳児はもちろん幼児でも症状を訴えることはできない．そこで周囲の大人が普段とちょっと違うな，と感じ取ることが重要である
バイタルサイン	新生児から学童まで，子どもの体温・呼吸数・心拍数などは年齢によって異なる
子どもの体の特徴，未熟性	子どもは水分の保持能力が低く，水分のターンオーバーが早いことから脱水になりやすい．また，解剖学的に耳管が短いために中耳炎になりやすい．気道が短いために気管支炎や肺炎になりやすい
子どもがかかりやすい病気，流行する時期	各季節にはやる子どもの病気を知り，地域内での病気の流行状況を把握する
保育中に急変する病気	RSウイルス感染症，クループ症候群，熱性けいれん，急性胃腸炎による脱水症などの知識を習得し，急変に対処する
保護者からの情報収集	保護者が心配なことを聞く．その時，いつからどの程度の症状か，食欲はあるか，機嫌は良いか，下痢・嘔吐があるか，排尿回数，普段通りに遊ぶかなどを聞き取る

2 子どものバイタルサイン

- バイタルサイン（vital sign）とは，人間が生きている状態であることを表す徴候である．
- 通常は，呼吸数・心拍数・血圧・体温のことであるが，子どもの正常値は年齢による変動があるため，それを理解しておくことが必要である．ただし，一般的に血圧は保育園で測定することはない．
- 表1の年齢別のバイタルサインはあくまでも平均的な参考値であり，個人差は大きいが1つの目安になる．例えば新生児の呼吸数が1分間で40回なら正常であるが，幼児の安静時の呼吸数が1分間に40回以上あるなら，呼吸障害を疑わなければならない．

3. 子どもの診方とバイタルサインの見方

表1 年齢別バイタルサイン

区分	新生児	乳児	幼児	学童	成人
心拍数（回／分）	150	125	105	90	75
呼吸数（回／分）	40	35	30	25	20
体温（℃）	37.2	37	36.9	36.7	36.5
血圧（mmHg）	75/50	90/60	105/70	115/75	125/82

パルスオキシメーター

- 最近は，動脈血酸素飽和度（SpO₂）を測定するパルスオキシメーターも数万円で購入できるようになったので，保育園にあると呼吸障害や循環障害の判定に有効である（図1）.
- 呼吸障害や循環障害があると，肺で酸素を取り込む能力が低下し，血液の酸素飽和度（SpO₂）が低下する．正常では97〜99％であるが，96％未満では医療機関受診が必要である．92〜93％以下では酸素の供給が必要であり，緊急に医療機関への搬送が必要である．

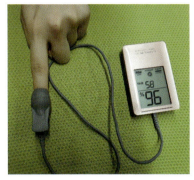

図1　パルスオキシメーター

毛細管再充満時間（CRT）

- 簡易的な測定方法としては，毛細管再充満時間（capillary refill time: CRT）という方法がある（図2）．健康な状態では爪を5秒程度圧迫し，圧迫を解除すると元のピンク色に戻る．この時間をCRTという．
- 爪は通常2秒以内に元の色に戻るが，中等度以上の脱水症や心疾患のために循環不全が起こっていると，2秒以上の時間がかかる．例えば，保育園で問題になることが多い嘔吐・下痢などがある子どもでCRTが3秒以上かかった場合は，重症の脱水症になっている可能性があり，注意が必要である．

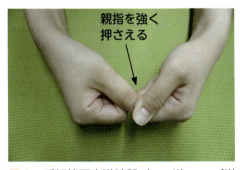 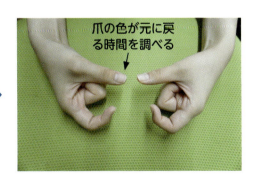

図2　毛細管再充満時間（capillary refill time: CRT）

第2章 症状とその対処（症状と重症度およびその対応）

1 発 熱

 発熱とは

- 発熱は細菌やウイルスの感染があるとき，その病原体の増殖を抑える効果があり，一種の防御反応と考えられている．そのため解熱剤で熱を下げても，病気を治す効果はない．

a. 子どもの体温の特徴

- 年齢が低いほど平熱は高い傾向にある．また，平熱は個人により大きく異なるので，それぞれの子どもの平熱を把握しておく必要がある．
- 子どもは環境や着衣により体温が変化する．たとえば38℃の熱があっても元気な場合，部屋の温度を下げる，水分を摂らせる，着衣を1枚脱がせるなどして30分後に体温を再測定すると，平熱になっていることもある．

b. 体温の測り方

- 体温計は脇の下で測定する．図1のように下から脇の下に差し込むように測定する．
- 耳で測定する体温計は測定誤差が大きいので，脇の下で測定する体温計が望ましい．
- 食後や運動後は体温が高くなるので測定を避ける．

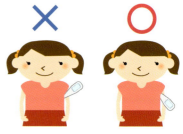

図1 体温の測り方

 体温の調節

体温は，体温調節中枢により一定に設定されています．
もしその体温より高くなれば，血管を拡張して熱を放散させ，また，汗をかいて蒸発させることにより体温を下げようとします．
反対に設定温度より低くなった場合には，震えて（筋肉を動かして）熱を作り体温を上げようとします．
感染症では発熱物質により設定温度が高くなるので，感染初期は急激に設定温度が高くなり，体温を上げるために筋肉を収縮させます．悪寒戦慄で震えるのは，そのためです．

1. 発　熱

症状，対処

緊急度	症状	対処
緊急を要する発熱	● 生後3ヵ月未満の乳児の発熱 　この時期の発熱は症状が乏しくても重症感染症の可能性あり ● 嘔吐や激しい頭痛を伴う発熱 　髄膜炎や脳炎の可能性がある ● 顔色不良・呼吸困難・ぐったりしているなどの場合は，重症感染症の可能性がある	緊急に医療機関を受診する必要がある．保護者に緊急性を説明して，できるだけ早く迎えに来てもらう
早めの対応が必要な発熱	38℃以上の発熱で，かつ下記にあてはまる場合 ● 元気はないが，遊べる ● 食欲はないが，水分は摂れている ● 咳・鼻汁はあるが，呼吸困難はない ● 嘔吐・下痢はあるが，顔色は良好で排尿もある	それほどの緊急性はないが，保護者に連絡して経過と症状を伝え，早めに迎えに来てもらい，医療機関を受診することを勧める
経過観察でよい発熱	● 37.5～38℃の発熱で，元気よく遊んでいる ● 38℃台の熱があったが，すぐに解熱し，元気に遊んでいる	すぐに保護者に連絡する必要はないが，降園時に保護者に経過を説明する

a. **看護のポイント**
- 観察室などに隔離する．観察室がない場合は，簡単なパーティションで他の子どもと2m程度の距離をおく．
- 発熱初期の寒がっているときは，タオルケットなどで包んであげても良いが，いったん熱が高くなってからは，タオルケットで包んだり，厚着をさせてはいけない．
- 水分を適時与える．

b. **解熱剤の使用**
- 熱のために頭痛が強い，ぐったりしている，食欲がないなどの時にのみ使用する．39℃の発熱があっても，元気に遊んでいる，寝られている場合は解熱剤は使用する必要はない．
- 大人用の解熱剤は使用してはいけない．子どもで安全に使用できるものは，アセトアミノフェン（カロナール®，アンヒバ®座剤，市販の小児用バファリンなど）である．

c. **発熱時の入浴**
- 元気であれば，シャワー程度の入浴はかまわないが，浴槽に入れて温めることは良くない．
- 元気なく，ぐったりしている場合は，入浴はやめて身体を拭く程度にする．

d. **発熱時の食事**
- 風邪のために発熱すると，下痢を併発することがあるので，消化の良いものにする．
- 食欲がない場合は，無理に食べさせる必要はない．ただし水分はこまめに与える．

e. **発熱が持続する場合**
- 発熱が3日以上持続する場合は，肺炎やその他，重篤な病気の場合もあるので，主治医の診察を受けさせる．

第2章 症状とその対処（症状と重症度およびその対応）

2 鼻汁・鼻閉

1 鼻汁・鼻閉とは

- 鼻汁・鼻閉は上気道炎の症状としてみられることが多い．
- 鼻は人体にとって呼吸をするとともに，異物の侵入を防ぎ，吸い込んだ空気に適度な湿気を与えるという機能がある．
- 侵入した異物により鼻粘膜に炎症が起こると，分泌物が出てそれらを排出する．これが鼻汁である．
- 炎症が激しくなると，鼻粘膜が肥厚して気道を塞ぎ鼻閉となり，呼吸が苦しくなることがある．

透明な水様の鼻汁	●風邪の初期やアレルギー性鼻炎で認められる
白から黄色い鼻汁	●鼻汁で異物を排出できないと，白血球がそれらを処理するために増える．働いた白血球の死骸が含まれる
黄緑色の膿性鼻汁	●さらに白血球が増加し，その死骸も増えると，膿性鼻汁になってくる
後鼻漏	●通常，鼻汁は普通は体外に排出されるが，喉の奥に流れてしまうことがある．これを後鼻漏という ●後鼻漏が認められるときは，副鼻腔炎を合併している場合が多い

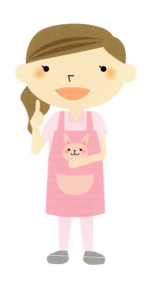

2 症状

症状	考えられる病気，対応	保護者への対応
軽い鼻水	● 通常の風邪などで出る鼻汁は，鼻をかんだり拭く程度でよい	● 鼻をかむことや，鼻周囲の清潔を保つ指導をする ● 乳児など鼻のかめない子どもは鼻腔吸引をするように指導する
黄緑色の膿性鼻汁	● 副鼻腔炎の可能性もある ● 鼻をかんだり，鼻腔吸引を積極的に行い，医療機関受診の必要も考慮する	● 鼻をかむことや，鼻腔吸引をするように指導する ● 昼寝ができない，食事を食べにくそうにしているなど，生活に支障があれば医療機関の受診を勧める
後鼻漏	● 2週間以上長引く咳を伴う場合は，後鼻漏の可能性が高い ● 仰臥位で鼻汁が気管支に落ち込み，咳の原因となる ● 鼻腔吸引と医療機関受診が必要である	● 長引く咳を伴う場合，後鼻漏の可能性を伝え，医療機関受診を勧める
中耳炎・結膜炎	● 鼻腔には，目と連絡している鼻涙管，耳と連絡している耳管がある ● 鼻腔に炎症が起こると，鼻涙管や耳管が閉塞して涙目や耳痛を起こすことがある．それらの管を通じて結膜炎や中耳炎を起こすことがある	● 医療機関の受診を勧める

3 対処

a. **鼻をかむコツ（図1）**   b. **鼻腔吸引のコツ（図2）**

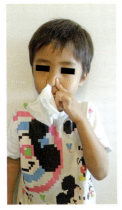

図1　鼻かみの練習
ティッシュペーパーの端をまるめて，片側の鼻の穴に軽く詰めて，他方の鼻の穴を塞ぎ，鼻から息を吹き出しティッシュペーパーを飛ばす．

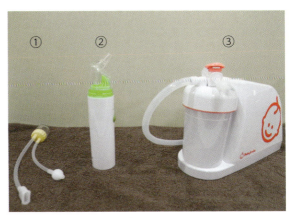

図2　鼻汁吸引器の種類
鼻汁を吸引する器具はいろいろある．①は保護者が自分の口に咥えて吸うタイプ，②は機械式のハンディタイプ，③は機械式の据え置きタイプです．①は安価で持ち運びに便利だが吸引力は弱い．②は持ち運びには便利であり①に比べて吸引力は強いが，③に比べると弱い．③は持ち運びには不便であるが，吸引力は最も強い．

第2章 症状とその対処（症状と重症度およびその対応）

3 咳

1 咳とは

- 咳が出る原因は，①上気道から気管支にかけて侵入したホコリや異物を吐き出すため，②アレルギー物質を吸い込んでアレルギーが起こったため，③ウイルスや細菌が侵入して炎症が起こったためである．
- つまり咳は異物や炎症で生じた痰などを排出するためのもので，ある種の防衛反応であると言える．
- その他，心因性や詐病による咳でも長期に続くことがあるが，医療機関での診断が必要である．
- 呼吸困難のない咳でも，咳の持続は体力の消耗や食欲低下など子どもにストレスを与え，QOLに悪い影響を及ぼすことがあるので注意が必要である．

■ 咳の種類

咳の種類	どのような咳か	考えられる病名
軽いこんこんとした乾いた咳	痰が絡まない咳	風邪の初期など
痰がからんだ湿った咳	ゼロゼロ・ヒューヒューする咳で痰を排出する	気管支炎，肺炎，気管支喘息，副鼻腔炎，風邪など
長引く咳	2週間以上続く咳	気管支炎，百日咳，マイコプラズマ肺炎，気管支喘息，副鼻腔炎など
昼寝や夜間就寝時だけ咳き込む	寝ている時に軽いゼーゼーがあり咳き込む	気管支喘息など

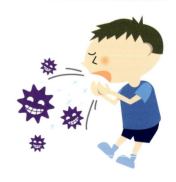

2 症状，対処

緊急性	症状（疑われる病名）	対応
緊急を要する咳	● 陥没呼吸や顔色不良で，ゼーゼーする呼吸音が聞こえる（気管支喘息発作やRSウイルス感染症など） ● オットセイの声や，犬の遠吠えのような咳が出て，息苦しい（仮性クループや喉頭蓋炎） ● 普通に遊んでいた子どもが急に咳き込み，顔が暗赤色になる（気道異物誤飲）	● 緊急に医療機関受診の必要がある（入院が必要な可能性がある） ● 保護者に緊急性を説明して，できるだけ早く迎えに来てもらう
早めの対応が必要な咳	● 多少元気がなく，軽い喘鳴がある ● 食欲はないが，水分は摂れている ● 咳とともに38℃以上の発熱がある	● それほどの緊急性はないが，保護者に経過と症状を連絡し，早めに迎えに来てもらう
経過観察してよい咳	● 38℃未満の発熱で，咳はあるが元気よく遊んでいる ● 38℃台の熱があったが，すぐに解熱し，元気に遊んでいる	● 保護者を呼び出す必要はないが，降園時に経過を説明する

■ 咳の時の看護

緊急性のある咳	● 楽な姿勢（上半身を高くする）をとらせる（**図1**） ● 水分を少量ずつ摂らせて，背中を叩き（タッピング），痰の排出を促す ● 喘息発作が急に起こった場合は，その部屋に問題があるかもしれないので，部屋を変えたり，屋外に出すことにより軽快することもある ● 気道異物誤飲が疑われたら，周囲の状況を検分して，何を誤飲したか確認する．気道異物誤飲に対する処置は，6章6「異物誤飲と気道異物」参照（p.102）
早めの対応が必要な咳	● 咳や食欲の程度，気管支の狭窄の程度，発熱の有無などにより安静度を設定し，部屋の加湿を行う ● 子どもの不安を解消するために，抱っこをしたり，背中をさすってあげる ● 咳き込んで嘔吐する場合は，水分や食事を少量ずつ飲食させる
経過をみてよい咳	● 熱もなく軽い咳が出ている場合は，特に看護の必要はない ● 昼寝のときのみ，多少ゼーゼーを伴った咳は，アレルギー性のこともある．その旨を保護者に伝える必要がある ● 咳が出ている子どもは，風邪の初期症状のこともあるので，発熱の有無や食欲，活動性などを注意して観察する必要がある

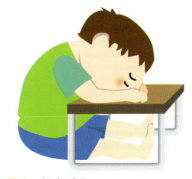

図1 起座呼吸

第2章 症状とその対処（症状と重症度およびその対応）

4 下痢と嘔吐

1 下痢，嘔吐とは

- 乳幼児で下痢と嘔吐を認める病気はウイルス性胃腸炎が最も多いが，胃腸炎以外の病気のこともある（表1，2）．特に嘔吐が持続する場合は，胃腸炎以外の病気も考慮しなければならない．

memo ウイルス性と細菌性の下痢の便性の違い

ウイルス性の下痢は黄白色になり発酵臭があるが，細菌性の下痢は血便や膿の混ざった便で腐敗臭がある．

表1 下痢を起こす病気

病気の部位	病名	原因
胃腸	ウイルス性胃腸炎	ロタ・ノロ・アデノなどが原因で起こる
	細菌性胃腸炎	キャンピロバクタ・サルモネラ・病原性大腸菌などが原因で起こる
	感冒に合併する胃腸炎	感冒やインフルエンザなどがきっかけで起こる
その他	食物アレルギー	ミルクなどに対する腸管アレルギーによって起こる
	二次性乳糖不耐症	下痢が長期に持続すると乳糖を分解する力が弱くなり，乳製品を摂取すると下痢が起こる

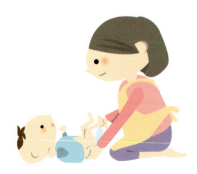

表2 嘔吐を起こす病気

病気の部位	病名	原因と症状
胃腸	溢乳	●新生児から生後6ヵ月までは，ミルク・母乳をダラダラと，あるいはカポッと吐く．これは胃の容量より多く飲んだり，あるいは胃から食道に逆流しやすいために起こる ●機嫌がよく体重増加があれば心配ない
	ウイルス性胃腸炎	●ロタ・ノロ・アデノなどが原因で起こる
	細菌性胃腸炎	●キャンピロバクタ・サルモネラ・病原性大腸菌などが原因で起こる
	感冒に合併する胃腸炎	●感冒やインフルエンザなどがきっかけで起こる
	肥厚性幽門狭窄症	●幽門部の筋肉が肥厚して狭くなり，胃から十二指腸へミルクが流れず，胃にミルクが多量にたまってしまうため，頻回に嘔吐する ●体重がほとんど増えないことが特徴である
	腸重積症	●大腸の一部が口側の大腸に入り込み，腸閉塞の状態になる ●頻回の嘔吐と強い腹痛，顔色不良で粘血便が出る ●早く処置しないと手術が必要となる．乳幼児の急性腹症の代表的疾患である
中枢神経	脳炎・髄膜炎	●ヒブ（Hib）や肺炎球菌などによる感染症で，炎症のため脳圧が亢進して嘔吐する ●発熱や頭痛，時に意識障害もある
	頭部外傷	●強い脳震盪や頭蓋内出血で起こる
その他	食物アレルギー	●ミルクその他の食物に対する腸管アレルギー
	周期性嘔吐症（ケトン血性嘔吐症）	●風邪に罹患した時や強いストレスがあった時に，嘔吐・頭痛・腹痛を起こす．すると，通常は体を動かすエネルギーは糖分から得るが，その代謝に異常をきたして脂肪からエネルギーを得てケトン体という物質が発生することがある．ケトン体が体に溜ると，嘔吐などの症状を引き起こす

至急に医療機関を受診させる必要がある．ヒブ（Hib）：ヘモフィルスインフルエンザ菌b型

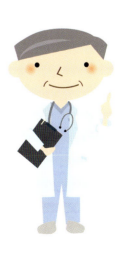

第2章　症状とその対処（症状と重症度およびその対応）

2　対処，保護者への指導

- 下痢・嘔吐はさまざまな病気で起こる（表1，2）．特に嘔吐では緊急な対処が必要な病気があるので，注意が必要である．
- 保育園で園児が下痢・嘔吐になったとき，最も大切なことは脱水を起こさせない対処である（表3）．脱水の判定は次項，2章5「脱水」（p.30）を参考のこと．
- 下痢・嘔吐によって体内の水分が不足し，同時に電解質（ナトリウム・カリウム・クロールなど）も喪失する．脱水の治療には水分補給だけでなく電解質の補充も大切である．
- 経口補水液にはさまざまなものがある（表4）．嘔吐・下痢などによる脱水症がある場合には，水分ばかりでなく電解質の濃度の違いも考慮しなければならない．一般的にはナトリウムやクロールの濃度はある程度高い方が好ましく，糖分が多いと吸収が悪くなる．糖分を抑えて電解質の濃度が高いものは吸収が良く，脱水の改善には有効であるが，味が悪くなるので子どもが嫌うという短所がある．

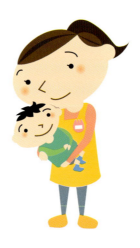

表3　下痢・嘔吐への対処

下痢への対処	● 食欲のない時は，経口補水液を，はじめは少量を飲ませて，その後は欲しがるだけ飲ませてよい ● 乳児には母乳やミルクは制限しないでよい ● 食欲があるときは，脂っこいものは避け，消化のよさそうな食事を食べさせてよい
嘔吐への対処	● 頻回に嘔吐している場合は，吐物を誤飲しないように，顔を横に向ける ● 嘔気・嘔吐が持続している時は，経口補水液をスプーンに1杯ずつ繰り返して飲ませ，嘔吐がなければ徐々に増量する ● 食欲がなければ無理に食べさせない ● 嘔気・嘔吐が軽快していれば，まず経口補水液を飲ませ，症状悪化がなければスープやみそ汁を飲ませ，その後食事を少量ずつ開始する ● 食欲があっても一度に大量の食事は避ける

表4　経口補水液の種類

種類	ナトリウム(mEq/L)	カリウム(mEq/L)	クロール(mEq/L)	糖分(g/dL)
ソリタ®T2顆粒	60	20	50	22
OS-1(オーエスワン)	50	20	50	25
アクアライト®	35	20	30	40
市販のスポーツドリンク	15	5	15	80

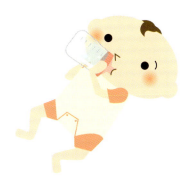

第2章 症状とその対処（症状と重症度およびその対応）

5 脱　水

1 脱水とは

- 脱水とは，体の水分量が減少することをいう．脱水症とは，嘔吐・下痢などで水分だけでなく電解質が不足した状態をいう．
- 適切な対応が遅れるとけいれんなどを起こし，脳の障害や腎不全など重篤な状態に陥る可能性がある．

子どもが大人よりも脱水を起こしやすいのはなぜ？

- 1日の体重1kg当たりの水分必要量は，新生児では大人の4倍近くあり，年齢とともに減少する（図1）．例えば，体重が50kgある大人の1日必要水分量は2,000mLであるのに対して，体重が1/5の10kgしかない幼児の1日必要水分量は大人の1/2の1,000mLもある．

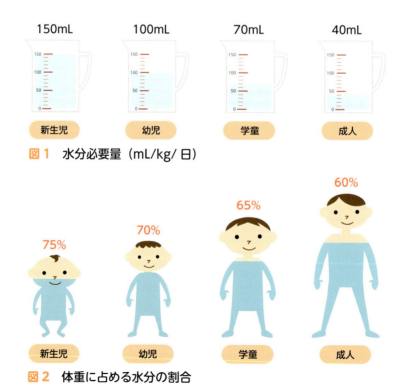

図1　水分必要量（mL/kg/日）

図2　体重に占める水分の割合

5. 脱水

- 子どもは体重に占める水分量が大きい（図2）．大人が50〜60％なのに比べ，子どもは60〜80％である．つまり大人に比べて，幼児の身体は水分の構成率が高いので，水分が不足すると身体への影響はより大きくなる．
- 皮膚や呼吸によって失われる水分（不感蒸泄）が多い．
- 体の水分の入れ替わる量が多い（速度が速い）．子どもは大人の約3.5倍である．
- 腎臓の働きが未熟なので，水分を体内に保つ能力が大人より低い（腎臓における水分の再吸収が大人と比べて不十分である）．
- 子どもは，喉の渇きを自分で訴えることができない．

腎臓の水分再吸収とは？

大人が激しい運動などで大汗をかいた後には色の濃い尿が出ます．体の水分が減ると，水分が足りないという情報が中枢から腎臓に伝達され，作られた尿から水分を再吸収して体に水分を残そうとします．そのため尿が濃縮され色の濃い尿になるのです．
子どもではこの機能が弱いために脱水が起こりやすくなるのです．

2 症状・対処（表1）

表1 脱水の症状とその対応

症状	緊急性のある脱水症	保護者の呼び出しが必要な脱水症	経過観察してよい脱水症
機嫌・活動性	機嫌が悪くぐったりしている，顔色は不良	機嫌はそれほど悪くないが，少しぐったりしている，顔色はやや不良	機嫌は良く元気に遊んでいるが，やや疲れた顔つきをしている
体重	8％以上の体重減少がある	3％以上8％未満の体重減少あり	3％未満の体重減少あり
尿量	排尿がない	普段より排尿回数が減っている	尿量はやや減少している
口唇・舌	口唇や舌は乾燥している	口唇や舌はやや乾燥気味	口唇や舌の乾燥はあまりない
皮膚	皮膚の緊張が悪くなり，眼窩も落ち窪む	皮膚の緊張は軽度悪く，眼窩はやや落ち込んでいることあり	皮膚の緊張は良く眼窩も落ち窪んでいない
毛細管再充満時間	3秒以上に延長する	2秒から3秒未満に延長する	2秒未満で正常
保育園での対応	大至急保護者を呼び出し，すぐに医療機関受診を勧める．保護者が来るまでは，イオン飲料を少量ずつ飲ませる	保護者を呼び出し，お迎えに来てもらい，当日中に医療機関の受診を勧める．保護者が来るまでは，イオン飲料などを飲ませる	経過をみてよい。保護者には，多少脱水気味があるので，家庭でも注意するように伝える

第 2 章　症状とその対処（症状と重症度およびその対応）

6 便　秘

1 便秘とは

- 食物が直腸まで移動して来ると，中枢神経から排便を促す刺激（排便反射）が出て，排便を起こす．便秘とは，便の水分が低下し硬便であるため排便が困難あるいは不規則になり，時に腹痛や食欲不振を起こすものをいう．
- ただし，個人により排便のリズムは異なるので，排便が毎日でなくても本人が機嫌よく食欲もあり，2〜3日に1回の定期的な排便があり，頻回の腹痛や排便時に肛門部の痛みがなければ病的とはいえない．

2 乳幼児の便秘の原因

- 便秘の原因として機能的なものが大部分であるが，器質的な原因もある．
- 乳児の場合，母乳やミルクの摂取量が少ないことが便秘の原因になることがある．そこで便秘の乳児では，体重増加の確認も必要である．
- 離乳食が始まると，食事の変化に伴って一時的に便秘になることがある．
- 幼児の場合，食事中の食物繊維の不足や水分の不足により便塊が硬くなり，便秘の原因となる．
- トイレトレーニングを嫌がって，トイレに入らず，便秘になることがある．
- 幼稚園や小学校などの集団生活で，トイレに行けなくなる．また，転居や転園・転校をきっかけに便秘になることもある．
- 乳幼児の便秘で器質的疾患が原因となるものでは，先天性巨大結腸症（ヒルシュスプリング病）がある．この病気は通常，新生児期に診断されるが，乳幼児期まで頑固な便秘とみなされることもある．

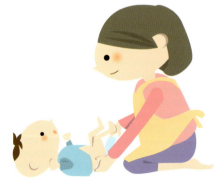

3 対処, 保護者への指導

- 3日以上排便がなく腹部膨満や腹痛などがある場合は，グリセリン浣腸や綿棒浣腸をする．
- 食事は，食物繊維を豊富に与え，水分も十分に与える．
- 生活習慣が乱れると便秘しやすくなるので，規則正しい生活をする．また，精神的なストレスも便秘を悪化させることがあるので，できるだけストレスを与えないようにする．
- 乳児の慢性便秘には麦芽糖を飲ませたり，離乳食などに使う．麦芽糖は腸内での緩やかな発酵作用が腸の蠕動運動を活発にする．乳児には水飴状のものがあり，飲ませやすい．
- 乳幼児のお腹を「の」の字にマッサージする（図1）．

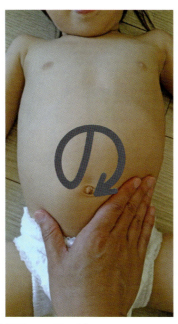

図1　お腹のマッサージ
乳幼児のお腹を「の」の字にマッサージすると，腸の蠕動を活発にさせるのと同時に，乳幼児はリラックスし精神的にも安定させる効果がある．

- 浣腸は癖になると敬遠する人もいますが，直腸に便が溜まっていると排便反射が弱くなり便秘を悪化させるので，積極的に浣腸をすべきです．
- 便が溜まっていると水分がなくなり硬便となり，排便時に痛みが出たり，肛門部が裂傷して出血することもあります．子どもはそのためにますます排便を嫌がり，便秘が悪化することもあります．

第 2 章　症状とその対処（症状と重症度およびその対応）

けいれん

1　けいれんとは

- けいれんとは，自分の意志とは無関係に不随意に筋肉が強く収縮することをいう．
- 筋肉の異常な収縮が長く持続し筋肉がこわばったけいれんを強直性けいれん，筋肉の収縮と弛緩が交互に現れるものを間代性けいれんという．
- 短時間意識を消失することもある．
- 子どものけいれんで最も多いものは後述の熱性けいれんであるが，その他，中枢神経の異常や電解質の異常などでもけいれんが起こることもある（図1）．

図1　けいれんの原因

（外傷（頭蓋内出血），てんかん，低血糖，その他，憤怒けいれん，電解質異常，過換気症候群，脳炎・髄膜炎，熱性けいれん → けいれん）

2　対処

- 慌てずに子どもが動いても危険のない場所に寝かせる．
- 衣服をゆるめ，嘔吐しても気管に誤飲しないように顔を横に向ける．
- 舌を噛むことはないので，口の中に指や箸を入れないこと．
- 無理にけいれんを抑えるために抱きかかえないこと．
- 必ず複数の職員で対処する．1名は子どもに付き添い観察をし，1名は各所に連絡する．

■ 医療機関の受診

- 初めてのけいれんなら，医療機関に至急連れていくか，救急車を要請してもよい
- 熱性けいれんと診断がついている場合も，けいれんが10分以上持続するなら医療機関に至急連れていくか，救急車を要請する
- 熱性けいれんでけいれんが10分以上続いていない場合でも，保護者に連絡してお迎えに来てもらい，医療機関受診を勧める

■ 観察項目

- 発熱があるか？あれば何℃か？
- どういうけいれんか？
  ・強直性けいれんか，間代性けいれんか？
  ・けいれんに左右差があるか？
- けいれんが何分続いたか？
- 嘔吐の有無は？
- 意識の状態は？

7. けいれん

 ## 熱性けいれんとは

- 熱性けいれんとは，風邪などの発熱時に起こる子どものけいれんをいう．ただし発熱の原因が髄膜炎・脳炎など中枢神経感染症が原因となっているものは除く．
- 生後6ヵ月から4歳に好発する．性別では男児に多い．
- 家族性の熱性けいれんの既往が多く認められる．
- 熱が上がり始めた初期に発生することが多い．
- 熱性けいれんは単純型と複雑型に分類される（表1）．

表1 熱性けいれんの種類

	単純型熱性けいれん	複雑型熱性けいれん
けいれんの特徴	全身性の間代性・硬直性	焦点性（部分性）：全身の左右対称のけいれんではなく，片側性のもの
けいれんの持続時間	通常は5分以内，長くても15分以内	15分以上の遷延性
けいれんの反復性	24時間以内にけいれんの再発はない	24時間以内に再発する
身体所見	神経学的異常がない	神経学的異常がある
発熱の程度	通常38℃以上	時に38℃未満で起こる
家族歴	家族に熱性けいれんの既往がある場合が多い	家族にてんかんの既往がある場合がある

 ## 熱性けいれんの予防投薬

- 熱性けいれんに対するジアゼパム（ダイアップ®座剤など）の予防投与は，けいれんの出現にはある程度効果があると考えられている．しかし，その副作用を考慮すれば安易に使用すべきではない．
- 5分程度の単純型熱性けいれんが複数回起こっても通常は予防投与の必要はない．
- 日本小児神経学会では予防投与の適応基準を表2のように設定している．ただしこの基準は絶対的なものでなく，主治医の方針や患者の希望で柔軟に対応しなければならない．

表2 予防投与の適応基準

1. 遷延性発作（持続時間が15分以上）
または
2. 次の❶～❻のうち，2つ以上を満たした熱性けいれんが2回以上反復した場合
    ❶ 焦点性発作（部分発作）または24時間以内に反復する発作
    ❷ 熱性けいれん出現前より存在する神経学的異常，発達遅滞
    ❸ 熱性けいれんまたはてんかんの家族歴
    ❹ 12ヵ月未満
    ❺ 発熱後1時間未満での発作
    ❻ 38℃未満での発作

（日本小児神経学会編「熱性けいれん診療ガイドライン2015」，診断と治療社，2015，p.50より）

第2章 症状とその対処（症状と重症度およびその対応）

呼吸困難

 呼吸困難とは

- 呼吸困難とは，何らかの原因で肺での酸素の取り入れが十分にできず，血液中の酸素濃度が低下する状態をいう（図1）．

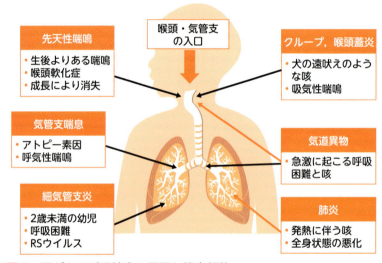

図1 子どもの呼吸障害の原因と障害部位

■ 呼吸困難の種類

	狭窄する気道	狭窄音（喘鳴）	病気
呼気性呼吸困難	下気道	息を吐き出すとき（呼気）	気管支喘息，細気管支炎，気道異物
吸気性呼吸困難	上気道	息を吸い込むとき（吸気）	クループ，喉頭蓋炎，先天性喘鳴

8. 呼吸困難

2 症状，対処

■ 症状の診方

顔色不良	呼吸困難が強くなると，顔色が悪く，口唇や爪にチアノーゼを認める
鼻翼呼吸・肩呼吸	呼吸のたびに小鼻（鼻翼）を膨らませる．また，呼吸のたびに肩を上下させる
陥没呼吸	呼吸のたびに肋間や肋骨下部が陥没する
多呼吸	1回の呼吸で酸素の取り入れが不十分なため，その分，呼吸数を増やして酸素を取り入れようとする
起座呼吸	呼吸困難があると，水平の臥位では苦しくなる．上半身を挙上した体位が楽である（図2）
経皮的動脈血酸素飽和度の低下	パルスオキシメータを用いて測定する．96％以下は要注意．92～93％以下は酸素吸入，入院が必要
毛細血管再充満時間の延長	1章3「子どもの診方とバイタルサインの見方」を参照（p.18）

■ 対処

緊急度	症状	対処
緊急の対処が必要	●チアノーゼがあり，陥没呼吸も著明 ●遊ぶことや話しをすることも困難 ●経口摂取が不能 ●動脈血酸素飽和度は92％以下	●緊急に保護者を呼び出し，医療機関を受診させる ●保護者が無理なら救急車を要請して医療機関に受診させ，処置が必要 ●場合により入院や酸素吸入の必要がある
早めの対応が必要	●チアノーゼはないが，喘鳴があり陥没呼吸がみられる ●おとなしく遊ぶことができるが，走り回れない ●食欲はない ●動脈血酸素飽和度は93～96％	●保護者に連絡してお迎えを依頼し，医療機関受診を勧める ●保護者が来るまでは，食事は無理に食べさせる必要はないが，水分を少量ずつ飲ませる
経過観察でよい	●軽度の陥没呼吸と軽い喘鳴があるが，元気に遊んで，走り回っている ●食欲は良好 ●動脈血酸素飽和度97％以上	●保護者を呼ぶ必要はないが，降園時に園での状況を保護者に伝えておく

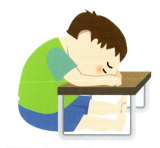

図2 起座呼吸

第2章 症状とその対処（症状と重症度およびその対応）

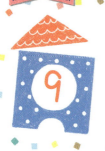

9 意識障害

1 意識障害とは

- 意識障害とは，心身の置かれている環境が認識できず，合理的な判断に基づいた反応や行動を行えない状態をいう．
- 意識障害の程度は，**表1** の Japan Coma Scale のとおり刺激しなくても意識があるがやや混濁している状況から，傾眠傾向がみられるが刺激すると目覚める，さらに刺激しても全く反応しないものまでさまざまある．**表2** のように，判断力が乏しく，言葉を発せられない乳幼児用の判定法もある．

表1　Japan Coma Scale

Ⅲ	刺激をしても覚醒しない状態
300	痛み刺激に全く反応しない
200	痛み刺激で少し手足を動かしたり，顔をしかめる
100	痛み刺激に対し，払いのけるような動作をする
Ⅱ	刺激すると覚醒する状態
30	痛み刺激を加えつつ呼びかけを繰り返すと，辛うじて開眼する
20	大きな声または体をゆさぶることにより開眼する
10	普通の呼びかけで容易に開眼する
Ⅰ	刺激しないでも覚醒している状態
3	自分の名前，生年月日がいえない
2	見当識障害がある
1	意識清明とはいえない

（太田富雄 他：第3回脳卒中の外科研究会講演集，にゅーろん社，1975, p.61-65 より）

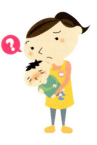

 見当識障害とは
時間や季節がわからなくなる，今いる場所がわからない，人の認識ができないなど，自分が置かれている状況がわからないこと．

表2 乳幼児の意識レベル判定法

```
Ⅲ  刺激をしても覚醒しない状態
    300  痛み刺激に全く反応しない
    200  痛み刺激で少し手足を動かしたり，顔をしかめる
    100  痛み刺激に対し，払いのけるような動作をする
Ⅱ  刺激をすると覚醒する状態（刺激をやめると眠りこむ）
     30  呼びかけを繰り返すと，辛うじて開眼する
     20  呼びかけると開眼して目を向ける
     10  飲み物を見せると飲もうとする．乳首を見せれば欲しがって吸う
Ⅰ  刺激しないでも覚醒している状態
      3  母親と視線が合わない
      2  あやしても笑わないが，視線は合う
      1  あやすと笑う．ただし不十分で，声を出して笑わない
```

（坂本吉正：小児神経診断学，金原出版，1978 より）

■ 意識障害の原因

分類	疾患名	原因
脳の器質的疾患（感染症を含む）	●頭蓋内出血・頭部打撲 ●脳腫瘍 ●脳炎・髄膜炎（ヒブ（Hib）・肺炎球菌など）・インフルエンザ ●脳症など	●脳圧の亢進による脳実質の圧迫 ●脳の血流障害による酸素不足 ●脳浮腫
呼吸障害	●気道閉塞（気道異物・喉頭蓋炎・クループなど） ●重症肺炎	●酸素の供給量の低下による脳の酸素不足
ショック	●食物アレルギーなどによるアナフィラキシーショック ●出血性ショック ●重症脱水症などによるショック	●循環血液量の減少のため，血圧低下し脳への酸素供給が不足する
代謝異常	●低血糖症 ●ナトリウムやカリウムの濃度異常	●脳への糖分の供給不足や電解質異常

ヒブ（Hib）：ヘモフィルスインフルエンザ菌 b 型

2 対処

❶ 意識障害を疑ったときには，至急に医療機関を受診させる
❷ バイタルサインのチェック
　● 脈拍数・呼吸数などの測定，顔色などを見る．
　● 毛細管再充満時間，動脈血酸素飽和度などを測定する．
❸ 気道を確保する
　● 口腔内や気管分泌物の吸引，嘔吐した時に誤飲しないように，顔を横に向ける．

> 普段の子どもの様子で違和感がある場合も意識障害の初期の可能性があるので，注意深く観察する必要があります．
> 例）話しかけに迅速に対応しない，ボーとしている，視線が合わないなど

第3章　感染症の予防

1 感染症の基本知識とその予防

1 感染症の成り立ち

- 私たちの住む環境には，さまざまな微生物（細菌・ウイルスなど）が存在するが，これらが人体に侵入して病気を起こすことを感染症という．
- 感染症は，微生物が人体に侵入し，それが定着し，さらに増殖することにより成立する．例えば喉にインフルエンザウイルスが侵入しても，そこに定着・増殖しなければ感染症にはならない．

2 感染症の要素

- 感染症の成立には下記の3つの要素があり，これらを考慮することで感染症予防の方法が決まる．
  ① 感染源：感染症を起こす細菌やウイルスにより，感染を起こしやすい年齢や感染力が異なる．
  ② 感染経路：病原体により，どのような経路で人体に侵入して，感染を起こすかが異なっている．
  ③ 宿主の感受性：宿主（園児や保育者）により感染を受けやすいかどうか異なる．
  　　　　　　　　ワクチンを接種することにより感受性は低下する．

3 感染症の予防

- 感染症の予防は，保育園のように集団保育している環境では大変重要である．感染症やその予防について十分に理解し，保育士や家族への説明や指導を行い，園内の感染をできるだけ防がなければならない．
- 標準予防策が基本であり，それに感染症の3要素を考慮して感染予防を行う．

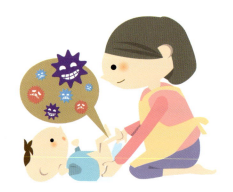

1. 感染症の基本知識とその予防

a. 標準予防策

- ヒトの血液・喀痰・鼻汁・便・尿・嘔吐物・分泌物などは全て感染性があるとして，対応する方法を標準予防策という．これは医療機関で最も基本的な感染対策であるが，保育園でも可能なかぎり応用すべきである．
- 具体的には汚染物に直接触らない，汚染された場所を消毒することである．

■ 標準予防策の実践

❶ 手洗い（図1，2）・手指消毒，うがい
❷ 創傷の処置などで血液を触る時，吐物の処理，おむつ交換の時にはディスポーザブルの手袋を使う
❸ 咳のエチケット
・くしゃみや咳で唾液は1〜2mは飛ぶので，風邪の保育者はマスクを装着しなければならない
・発熱や激しい咳がある子どもを一般保育園で預かる場合は，可能ならマスクをさせることが望ましい
❹ 病児を保育する保育者は，専用のエプロンをする（ガウンテクニック）
❺ 感染源の子どもがいた部屋の床，壁，ドア，ドアノブなどを水拭きし，アルコールで消毒する
・ノロウイルスの場合は，吐物や便で汚染された床などは次亜塩素酸ナトリウムを使用する必要がある

b. 感染源対策

- 標準予防策が基本となる．発熱や嘔吐・下痢の子どもが出た場合，すぐに保健室に隔離し，その子どもがいた環境の消毒を行う．

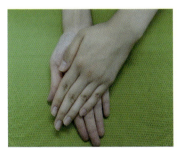
1. 液体せっけんで手掌を洗う

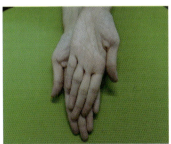
2. 両手の手背を洗う

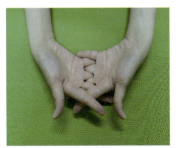
3. 両手の指の間を洗う

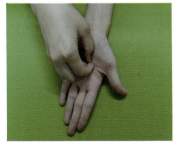
4. 爪の周囲を洗う

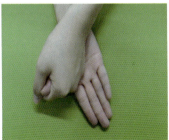
5. 親指の付け根から全体を洗う

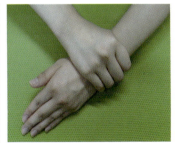
6. 最後に手首を洗う

図1 手洗いの手順

第3章　感染症の予防

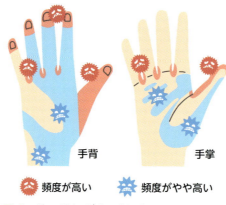

図2　洗い残しが多い場所

c. 感染経路別予防策
- 感染経路とは，病原体（細菌・ウイルスなど）が体内に入り増殖する経路をいう．
- 感染経路には大きく分けて，空気感染・飛沫感染・接触感染・経口感染・血液媒介感染・蚊媒介感染の6種類があるが，これらが重複している場合もある．
- 標準予防策とともに，これら感染経路を遮断することにより感染を予防することができる（表1）．

d. 感受性対策

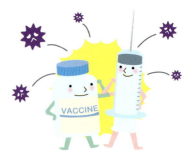

- 子どもがある病原体に感染する可能性があることを，感受性があるという．
- 感受性対策とは，感受性のある子どもにワクチンを接種してその病原体に対する抗体を作ることで，感染する可能性を減らしたり，感染しても重症化をさせないことである．
- ワクチンで予防できる病気を Vaccine Preventable Diseases (VPD) という（表2）．
- 保育者を守るため，そして保育者が感染源にならないために，保育者の既往歴が不明な場合は抗体検査などを行い，必要ならワクチン接種を行う．
- 看護師・園医は保護者に対して丁寧にワクチンの重要性を説明し，ワクチン接種の勧奨をしなくてはならない．

e. 登園停止と登園の目安
- 保育園で実際に問題となる感染症は，第2種学校感染症と第3種学校感染症である．保育の現場においては両者は明確な差はなく，その対応はそれぞれの病気の伝染力・重症度・感染経路などにより決定される．
- 表3は，罹患した場合に重症化したり保育園で流行しやすい病気であり，感染を起こしやすい時期は登園停止とし，登園には医師の診断書（意見書）を求めるべき病気である．
- 表4は，感染力はそれほど強くなく，それほど重症化しない病気であり，医師の診断を受けて保護者が登園届を提出すればよい病気である．

1. 感染症の基本知識とその予防

表1 感染経路別予防策

感染様式	感染経路	病原体	感染予防
空気感染	●咳・くしゃみ・会話などで，病原体を含む小さな飛沫（5μm以下）が乾燥して，それが空気の流れにのって，拡散する ●飛沫感染と異なり，空調を共有する部屋まで含めた空間全域に広がる	●細菌：結核菌 ●ウイルス：麻疹・水痘など	●空調を共有しない部屋に隔離し，換気を行う ●病児保育室では陰圧空気清浄機を備えた隔離室に収容する ●麻疹・結核などの患児は預かるべきではない
飛沫感染	●咳・くしゃみ・会話などで，病原体を含む飛沫（5μm以上）が口から飛び出し，これを吸い込むことにより，感染を起こす ●飛沫は1〜2m程度飛ぶ	●細菌：溶連菌・肺炎球菌・インフルエンザ菌・百日咳・マイコプラズマなど ●ウイルス：インフルエンザ・RS・アデノ・ムンプス・風疹・麻疹・エンテロ・水痘など	●病原体を含む飛沫を吸い込まないようにすることが基本である ●飛沫は1〜2m程度しか飛ばないので，患児を他の子どもから2m以上離す，また，可能なら患児にマスクをさせることにより，感染を防ぐことができる
接触感染	●感染源に汚染された物（床・ドアノブ・おもちゃ・人の手など）を直接触り，その手で食事をしたり目を触ったりすることにより感染する	●細菌：黄色ブドウ球菌・百日咳・インフルエンザ菌・肺炎球菌・病原性大腸菌など ●ウイルス：ロタ・ノロ・RS・アデノ・麻疹・風疹・水痘・インフルエンザ・伝染性軟属腫など	●手洗いが最も重要である ●床やおもちゃが汚染されている可能性があれば，適正な医薬品で消毒する ●タオルの共用は厳禁で，使い捨てのペーパータオルを使用する
経口感染	●病原体を含んだ食物や水を摂取することにより感染する	●細菌：病原性大腸菌・サルモネラ・カンピロバクター・赤痢・コレラなど ●ウイルス：ロタ・ノロ・アデノなど	●食材を十分に加熱する．調理器具の洗浄と消毒を行う ●調理職員の衛生管理意識を徹底させ，定期的な便検査や症状が出たときの緊急検査を行う
血液媒介感染	●病原体の存在する血液が，傷のある皮膚や粘膜に接触すると，それが体内に侵入して感染を起こす	●ウイルス：B型肝炎・C型肝炎・ヒト免疫不全ウイルスなど	●子どもは擦り傷やかみ傷などで出血することがあるが，出血部位はむき出しのままにせずガーゼなどで覆う ●看護などの際にも，出血がある場合は素手で触らず，ディスポーザブルの手袋を使用する
蚊媒介感染	●病原体を持った蚊に刺されることにより感染する	●ウイルス：日本脳炎・デング熱など ●原虫：マラリアなど	●蚊を発生させない ●蚊の発生が多いところでは，長袖・長ズボンなどを着せる

（厚生労働省「保育所における感染症ガイドライン（2018年改訂版）」より作表）

第3章　感染症の予防

表2　ワクチンで防げる病気（Vaccine Preventable Diseases: VPD）

ワクチンで防げる病気	ワクチン
百日咳・ジフテリア・破傷風・ポリオ	4種混合（DPT＋IPV）ワクチン
B型肝炎	B型肝炎ワクチン
インフルエンザ菌b型（Hib）感染症	ヒブ（Hib）ワクチン
肺炎球菌感染症	肺炎球菌ワクチン
ロタウイルス感染症	ロタウイルスワクチン
結核	BCG
麻疹・風疹	MRワクチン
日本脳炎	日本脳炎ワクチン
水痘（みずぼうそう）	水痘ワクチン
流行性耳下腺炎（おたふくかぜ）	おたふくかぜワクチン
A型肝炎	A型肝炎ワクチン
髄膜炎菌感染症	髄膜炎菌ワクチン
子宮頸がん	子宮頸がんワクチン
インフルエンザ	インフルエンザワクチン

表4　登園の目安：医師の診断を受け保護者が登園届を記入するもの

感染症名	感染しやすい期間	登園の目安
溶連菌感染症	適切な抗菌薬治療を開始する前と開始後1日間	抗菌薬内服後24～48時間が経過していること
マイコプラズマ肺炎	適切な抗菌薬治療を開始する前と開始後数日間	発熱や激しい咳が治まっていること
手足口病	手足や口腔内に水疱・潰瘍が発症した数日間	発熱や口腔内の水疱・潰瘍の影響がなく，普通の食事が摂れること
伝染性紅斑	発疹出現前の1週間	全身状態が良いこと
ウイルス性胃腸炎（ノロ・ロタ・アデノウイルス）	症状のある間と，症状が消失後1週間（量は減少しているが数週間ウイルスを排出しているので注意が必要）	嘔吐，下痢などの症状が治まり，普段の食事が摂れること
ヘルパンギーナ	急性期の数日間（便の中に1ヵ月程度ウイルスを排出しているので注意が必要）	発熱や口腔内の水疱・潰瘍の影響がなく，普通の食事が摂れること
RSウイルス感染症	呼吸器症状のあること	呼吸器症状が消失し，全身状態が良いこと
帯状疱疹	水疱を形成している間	全ての発疹が痂皮（かさぶた）化していること
突発性発疹	－	解熱し機嫌が良く全身状態が良いこと

（厚生労働省「保育所における感染症ガイドライン（2018年改訂版）」より作表）

1. 感染症の基本知識とその予防

表3　登園の目安：医師の診断書が必要なもの

感染症名	感染しやすい期間	登園の目安
麻疹（はしか）	発症1日前から発疹出現後の4日後まで	解熱後3日を経過していること
インフルエンザ	症状がある期間（発症前24時間から発病後3日程度までが最も感染力が強い）	発症した後5日経過し，かつ解熱した後2日経過していること（乳幼児では3日経過していること）
風疹	発疹出現の7日前から7日後くらい	発疹が消失していること
水痘（みずぼうそう）	発疹出現1〜2日前から痂皮（かさぶた）形成まで	全ての発疹が痂皮（かさぶた）化していること
流行性耳下腺炎（おたふくかぜ）	発症3日前から耳下腺腫脹後4日	顎下腺，耳下腺，舌下線の腫脹が発現してから5日経過し，かつ全身状態が良好なこと
結核	－	医師により感染の恐れがないと認められること
咽頭結膜熱（プール熱）	発熱や目の充血の症状が出現した数日間	発熱，充血等の主要な症状が消失した後2日経過していること
流行性角結膜炎	充血，目やに等の症状が出現した数日間	医師により感染の恐れがないと認められること
百日咳	抗菌薬を服用しない場合，咳出現後3週間を経過するまで	特有の咳が消失していること，または適正な抗菌薬による5日間の治療が終了していること
腸管出血性大腸菌感染症（O157，O26，O111）	－	医師により感染の恐れがないと認められていること（無症状病原体保有者の場合，トイレでの排泄習慣が確立している5歳以上の小児については出席停止の必要はなく，また，5歳未満の子どもについては，2回以上連続で便から菌が検出されなければ登園可能である）
急性出血性結膜炎	－	医師により感染の恐れがないと認められること
侵襲性髄膜炎菌感染症（髄膜炎菌性髄膜炎）	－	医師により感染の恐れがないと認められること

（厚生労働省「保育所における感染症ガイドライン（2018年改訂版）」より作表）

第3章 感染症の予防

4 子どもの免疫とワクチン

- 乳児は出生後3ヵ月までは，母体からの移行抗体があるため感染防御がある程度可能であるが，生後3～6ヵ月までに徐々に移行した抗体は消失し無防備な状態となる（図3）．
- その後6ヵ月～1歳頃から感染症に罹患し始め，1～2歳の間には平均8回程度発熱するといわれている．そして，自前の抗体を持つようになり，8歳頃には成人と同等の抗体を持つようになる．
- ワクチンの接種は，実際に感染症に罹患することなく抗体を作り免疫を獲得するものである．そこで乳幼児期に重症化する病気のワクチンを接種することにより，乳幼児の健康を守ることができる．
- ワクチン接種は個人の健康を守るとともに，集団生活を行う場で病気の流行を抑える社会的防衛の役割もある．

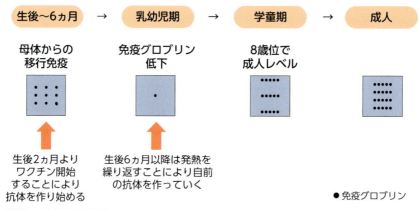

図3 乳幼児の免疫

a. ワクチンの種類

- ワクチンには，その製法により3種類がある．

生ワクチン	・病原体の病原性を発症しないように弱めたもの ・生ワクチンを接種した日から次の接種を行う日の間隔は27日以上あける
不活化ワクチン	・病原体から免疫を作るのに必要な成分のみを取り出したもの ・不活化ワクチンを接種した日から次の接種を行う日の間隔は6日以上あける
トキソイド	・細菌が産生する毒素だけを取り出し，毒性を弱めたもの ・トキソイドを接種した日から次の接種を行う日の間隔は6日以上あける

- ワクチンには，定期接種と任意接種がある．

定期接種	・「予防接種法」という法律により決められたワクチン ・費用は地方自治体が負担するので費用はかからない
任意接種	・「予防接種法」で規定されていないワクチンで，（国は接種を認めているが）あくまでも保護者あるいは本人の希望により接種する ・費用は本人負担であるが，一部地方自治体が補助していることもある

1. 感染症の基本知識とその予防

- 定期接種だからする、任意接種はする必要はないということではなく、両者ともその重要性は変わりません。

b. 予防接種の接種時期と接種回数（図4）

	ワクチン種類	出生時	1ヵ月	2ヵ月	3ヵ月	4ヵ月	5ヵ月	6ヵ月	7ヵ月	8ヵ月	～	1歳	2歳	3歳	4歳	5歳	6歳	～	8歳	9歳	10歳	11歳	12歳	13歳	14歳
定期接種	ヒブ（Hib）			●	●	●						●	1歳以降、1期3回目が終了後7ヵ月の間隔をおく												
	小児用肺炎球菌			●	●	●						●	1歳以降、1期3回目が終了後60日の間隔をおく												
	4種混合				●	●	●					●	1期3回目が終了後12～18ヵ月の間隔をおく												
	B型肝炎		●	●				●				2回目から20～24週の間隔をおいて3回目を接種													
	BCG						この期間に1回接種																		
	MR（麻疹・風疹）											●					2期接種	2期は小学校入学前に接種							
	水痘（みずぼうそう）											●	●	2回目は1回目終了後6～12ヵ月の間隔を置いて接種											
	日本脳炎													1期2回	1年後に1期追加1回					●	9歳～10歳に2期				
任意接種	ロタウイルス（2回接種）			●	●							1回目から4週間の間隔をおいて、24週までに2回目を接種													
	ロタウイルス（3回接種）			●	●	●						1回目から4週間の間隔をおいて、32週までに3回目を接種													
	流行性耳下腺炎（おたふく）											●					2期接種	2期は小学校入学前に接種							
	A型肝炎											1歳以上で1期2回　6ヵ月後に追加1回														
	インフルエンザ											毎年10月から12月に小学生までは2～4週間間隔で2回、中学生以上は1回接種													
	子宮頸がん（2価）																	標準的には13歳から3回接種する							
	子宮頸がん（4価）																	標準的には13歳から3回接種する							
	髄膜炎菌											2歳から55歳が対象で、1回の接種													

□ 不活化ワクチン　　□ 生ワクチン

図4　接種の時期と回数

- あくまでも推奨されている時期であり、必ずこの通りに接種しなくても構いません。
- 詳しくは厚生労働省のホームページで確認すること。

c. 保護者への指導

- ワクチン接種は、個人の感染予防と保育園での感染症の流行を阻止するためには重要な方法である。
- 看護師は、子どものワクチン接種状況を把握し、未接種なものがあれば接種するように勧奨しなくてはならない。

- 近年ネットなどで間違った情報を得てワクチン接種をしない保護者もいます。そのような保護者に対しては、園医の協力を得て、丁寧に根気よくワクチン接種を勧めましょう。

第4章 保育園や病児保育室でよく見る病気（治療・看護と登園の基準）

1 インフルエンザ

1 インフルエンザとは

- 原因は，インフルエンザウイルスである．インフルエンザウイルスは咽頭粘膜に感染する．
- 感染経路は飛沫感染，接触感染である．飛沫は約1～2m飛ぶことに留意する．
- 流行するインフルエンザウイルスのタイプは毎年変化するため，ワクチンはその年に流行するタイプを予想して作られている．
- 一般的な風邪のウイルスと比べると体内でのウイルスの増殖が速い．
- 潜伏期間は1～4日（平均2日）である．発症の1日前頃から周囲に感染させる可能性がある．
- 合併症として，中耳炎，気管支炎，肺炎，脳炎，脳症などがあげられる．

> **memo インフルエンザ脳炎・脳症**
> 脳炎・脳症は意識障害やけいれんを伴いやすく，後遺症を残したり死亡する可能性があります．年間約100～200人程度が発症し，その約1割が死亡に至ります．

2 症状，対処

- 症状は，発熱，頭痛，咽頭痛，咳嗽，鼻汁，嘔気，嘔吐，下痢，筋肉痛，関節痛，倦怠感など．全ての症状がそろわない場合も多い．
- インフルエンザA型では気道症状を伴うことが多い．インフルエンザB型では腹部症状を伴うことが多い．
- 特徴的な咽頭所見と症状，経過，流行状況などから総合的に診断する．
- 診断の補助として迅速検査もあるが，検査が陰性でもインフルエンザを否定することはできない．特に発症早期では検査をしても陽性になりにくい．
- 治療は，抗ウイルス薬（内服，吸入，点滴）があるが，

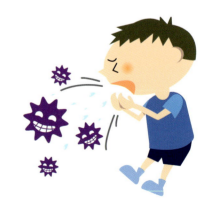

48

1. インフルエンザ

脳炎・脳症などの発症予防にはならず，効果も解熱までの期間が約 1 日早まる程度である．
- 健常であれば治療薬を飲まなくても治ることがほとんどである．
- 抗ウイルス薬の他に，漢方薬を使用することもある．一般的に点滴薬を使用することはほとんどない．

- 抗ウイルス薬の適応は発症 48 時間以内です．抗ウイルス薬はウイルスの増殖を遅らせる薬のため，ウイルスの増殖が終わるとされている 48 時間を経過してから使用しても効果は期待できません．

■ **出席停止期間（発症した翌日，解熱した翌日から数える）**
- 未就学児：発症後 5 日間かつ解熱後 3 日間
- 学童以上：発症後 5 日間かつ解熱後 2 日間

3 予防

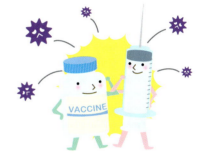

- 人混みを避ける．
- 水分をこまめに摂る．
- 生活リズムを整える．睡眠不足で免疫力は低下する．
- 手洗い・うがいを徹底する．
- マスクを着用する．咳や鼻症状のある保育者はマスクをした方がよい．
- 部屋を加湿する．湿度の目安は 50〜60％である．
- 予防接種を推奨する．

 検査の結果は 100％信頼できるものではない

「保育園で『お医者さんで検査してもらってください』と言われたのですが…」と保護者の方に検査を要求されることがあります．保育者は「診察してもらってください」という意味のつもりでも，保護者は「検査してもらわないといけない」と受け取ってしまうことがあるようです．どう見てもインフルエンザなのに検査をご希望されたり，どう見ても他の疾患なのに検査をご希望されることがありますが，検査は決して万能ではありません．

 インフルエンザ予防接種には効果があるの？

インフルエンザ予防接種の発症予防効果はそれほど強くないのですが，インフルエンザの重篤な合併症（脳症など）の予防効果は認められています．また，インフルエンザの猛威から社会全体を守る効果もありますので，ぜひ子どもたちはもちろんのこと，保育者も積極的に接種することをお勧めします．

第4章 保育園や病児保育室でよく見る病気（治療・看護と登園の基準）

溶連菌感染症（溶連菌性咽頭炎）

 溶連菌感染症とは

- 原因は，A群溶血性連鎖球菌（溶連菌）である．
- 感染経路は飛沫感染，接触感染である．
- 潜伏期間は2～5日程度である．

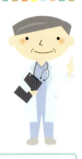

> 溶連菌は上気道（咽頭，扁桃）の感染だけではなく伝染性膿痂疹，猩紅熱，劇症型溶連菌感染症などの原因にもなります．

 症状，対処

- 主な症状は発熱，咽頭痛，苺舌（図1）．嘔気や嘔吐を伴うことや粟粒大の発疹（図2）が全身に出現することもある．

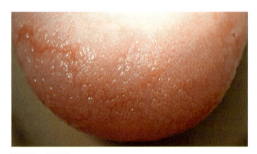

図1　苺舌

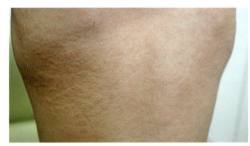

図2　皮疹（背部）

2. 溶連菌感染症（溶連菌性咽頭炎）

- 特徴的な咽頭所見（図3）で診断されるが，乳幼児では咽頭所見が伴わないことも多い．
- 抗菌薬で治療するが，症状が治まっても抗菌薬を飲みきることが大切である．
- リウマチ熱，急性糸球体腎炎を合併することもある．

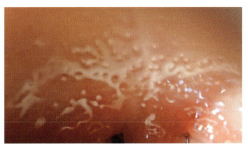

図3 溶連菌感染の咽頭（咽頭が真っ赤）

- 数週間してからリウマチ熱や急性糸球体腎炎を発症する場合があるのでしっかり抗菌薬を飲みきることが大切です．

■ 出席停止期間

- 全身状態がよければ，長くても抗菌薬開始日と翌日のみ出席停止
- 抗菌薬開始後24時間以内に感染力はなくなる

3 予防

- 手洗い，うがいをするなど．

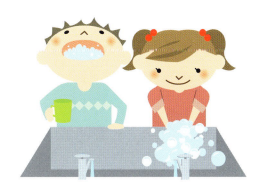

3 咽頭結膜熱と流行性角結膜炎

1 咽頭結膜熱, 流行性角結膜炎とは

- 原因は, アデノウイルスである.
- 感染経路は飛沫感染, 接触感染である. 飛沫, 目からの分泌物, 便などに含まれているウイルスが目, 鼻, 口などから入り感染する.
- 咽頭結膜熱はプール熱とも呼ばれるもののプールのみで感染するわけではない. むしろ日常生活のなかで感染する.
- 食器, タオル, おもちゃなどの共有も注意が必要である.
- アデノウイルス7型では肺炎などの重篤な状態になることがあり, 細菌の2次感染も併発しやすい.

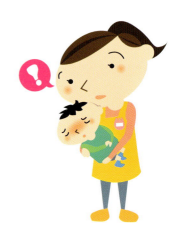

> **アデノウイルスには50種類以上の血清型と遺伝型があります**
> 咽頭結膜熱：3, 4, 7, 14型
> 流行性角結膜炎：8, 19, 37, 53, 54, 56型

2 症状, 対処 (表1)

表1 症状, 対処

疾患	潜伏期間	症状
咽頭結膜熱 (プール熱) (図1)	5〜7日	● 発熱, 咽頭痛, 結膜充血, 眼脂が主症状で, 腹痛や下痢を伴うこともある ● 発熱期間が長く5日程度続くことが多い
流行性角結膜炎 (はやり目) (図2)	1〜2週間	結膜充血, 眼脂

3. 咽頭結膜熱と流行性角結膜炎

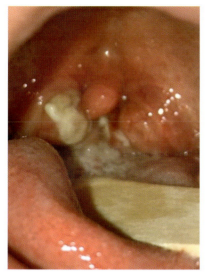

図1 扁桃炎（アデノウイルス感染）

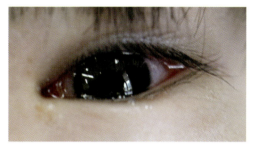

図2 流行性角結膜炎

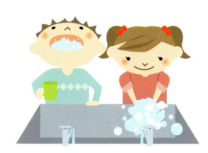

- 診断は，症状，経過，診察所見，周囲の流行状況などから総合的に行われる．診断の補助としてアデノウイルス抗原の迅速検査があるが，迅速検査が陰性でも感染の否定はできない．
- 特効薬はない（ウイルスが原因なので抗生物質は効果がない）ため，脱水などに気をつけて対症療法が主体となる．

登園停止期間

- 咽頭結膜熱：主要症状消失後2日間
- 流行性角結膜炎：目の症状が改善するまで

3 予防

- 手洗い，うがいなどを徹底する．
- 食器，タオル，おもちゃなどの共有を避ける．
- 数週間は便にアデノウイルスが含まれているのでオムツの取り扱いに注意し，オムツを扱った後は特に手洗いを徹底する．

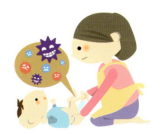

第4章 保育園や病児保育室でよく見る病気（治療・看護と登園の基準）

ウイルス性胃腸炎

1 ウイルス性胃腸炎とは

- 原因は，ロタ・ノロ・アデノなどのウイルスである．
- 感染経路は接触感染が一般的だが，吐物が乾燥しエアロゾル化したものから空気感染することもある．
- 潜伏期間は1〜数日であることが多い．
- 合併症は，脱水，胃腸炎関連けいれん，脳炎・脳症などがあげられる．

> ● 胃腸炎関連けいれんとは，胃腸炎症状に伴ってけいれんを起こすことです．比較的小さな乳幼児が発症しやすく，短時間の全身性のけいれんを何度も繰り返してしまうことがあるため，入院が必要となることもあります．

2 症状，対処

- 主な症状は，嘔吐，下痢，腹痛であり，発熱を伴うこともある．
- 嘔吐は約半日〜1日程度でおさまる場合が多い．
- 下痢は個人差があり，1日でおさまる場合や，乳児の場合は2週間程度続く場合もある．
- 症状，経過，診察所見，周囲の流行状況などから総合的に診断し，消化器症状を伴う他の疾患（表1）も念頭において対処することが重要である．
- 特効薬はない（ウイルスが原因なので抗生物質は効果がない）ので対症療法が主になる．
- 脱水（表2）にならないように水分摂取が重要である（表3）．

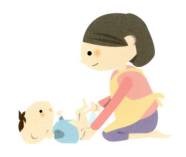

- 母乳栄養は継続すべきです．母乳を併用した方が重症脱水が少ないという報告があります．
- ミルクは希釈しないことが推奨されています．ミルクを希釈しても治癒が早まることはありません．

表1　嘔吐・下痢の鑑別

嘔吐	便秘，周期性嘔吐症，インフルエンザ，急性中耳炎，肺炎，細菌性腸炎，腸重積，髄膜炎，脳炎・脳症，虫垂炎，消化管閉塞，卵巣捻転，精巣捻転，尿路感染症，心不全，気道異物，虐待など
下痢	ミルクアレルギー，乳糖不耐症，抗生物質の影響，細菌性腸炎，腸重積，腹膜炎，尿路感染症，炎症性腸疾患など

表2　簡単にわかる脱水の症状

- ツルゴールが低下（皮膚がしわしわ）
- 毛細管再充満時間（capillary refill time: CRT）（指先を圧迫して白くなった部分が赤く戻るまでの時間）が2秒以上（p.19参照）
- 舌や口唇が乾燥している
- 涙や尿が少ないもしくは出なくなる
- 眼が落ち窪んでいる

表3　水分摂取，食事摂取のpoint

嘔吐をしている場合	・嘔吐後は30分は休憩して，お腹を休ませる ・スプーンで一さじずつ，5〜10分おきに水分（経口補水液など塩分を含む飲料）を摂らせて徐々に増やしていく ・冷たいもの，ジュース，牛乳は控える ・食事は無理をせずにおかゆなどから再開する
脱水がなく，嘔吐が落ち着いているもしくは下痢のみの場合	・早期から年齢相応の食事を再開したほうが，下痢便量を減少させることや体重増加が良好なことがわかっている ・ただし，高脂肪の食事やジュースは控える

ツルゴール

ツルゴールとは，皮膚の張りのことです．皮膚の張りがなくなった状態をツルゴール低下といいます．ツルゴールが低下すると，皮膚をつまんだときに元に戻りにくくなります．いわゆる，しわしわの皮膚です．

第4章 保育園や病児保育室でよく見る病気（治療・看護と登園の基準）

ウイルス性胃腸炎の検査を行わないのはなぜ？

一般的には外来診療で便の迅速ウイルス抗原検査は行われません．その理由は次のようなものがあります．
- ウイルスによる治療の違いはありません（ウイルスを特定できても特効薬はないです）．
- 脱水にならないようにすることが重要であり，原因の特定は必要ではありません．
- どのウイルスも感染予防策は同じです．

止痢薬・止瀉薬は乳幼児には禁忌
- 乳児でイレウスの発症の報告があるため，6ヵ月未満は禁忌，2歳未満は原則禁忌です．
- 体が病気を治そうとして下痢を起こしているので，無理に止めることが必ずしも体によいとは言えません．

■ 登園基準

- 嘔吐，下痢等の症状が落ち着き，普段通りの食事が可能で全身状態が良好なこと
- 症状が落ち着いてもウイルスの排出は数週間続くので手洗いを徹底すること

3 予防

- 手洗いを徹底する．
- 嘔吐物や下痢便の処理と消毒を速やかに行う（**表4**）．
- 予防接種を勧める．

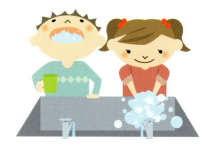

4. ウイルス性胃腸炎

表4 処理と消毒の手順

- 周りの子ども達は別室に移動させる
- 消毒には，次亜塩素酸ナトリウム系の消毒液を使用する
- 消毒する際には，使い捨てのマスク，手袋，エプロン，雑巾・ペーパータオル，ビニール袋を使用する（あらかじめセットで準備しておくとよい）（図1）
- 消毒が終わったら30分以上，換気する

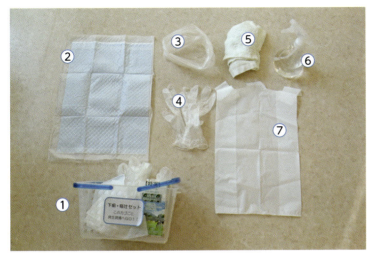

① 下痢・嘔吐処理セット
② おむつ替えシート（汚物を拭き取る）
③ 汚物入れビニール袋
④ ディスポーザブル手袋
⑤ 使い捨て汚物拭き
⑥ 次亜塩素酸消毒液
⑦ 汚染された衣服入れ

図1　下痢・嘔吐処理セット

- 汚れた衣類をビニール袋で保護者が持ち帰る場合，衣類を塩素系の消毒剤で消毒してから洗濯するか，熱消毒（80℃で5分以上，85℃で1分以上）をする方法をアドバイスしましょう．

予防接種の効果

ロタウイルスワクチンの，重症ロタウイルス胃腸炎に対する予防効果は90％以上と報告されています．まだ任意の予防接種ですが，予防接種開始後は入院患者数が激減しました．

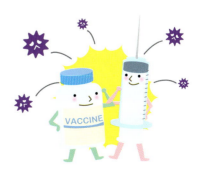

5 手足口病

1 手足口病とは

- 原因は，エンテロウイルス 71 型，コクサッキーウイルス A16 型，A6 型，A10 型などである．
- 感染経路は，飛沫感染，接触感染である．
- 潜伏期間は 3〜6 日である．
- 夏に流行しやすい．
- 合併症として，脱水，脳炎・脳症があげられる．

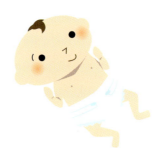

2 症状，対処

- 約 3 人に 1 人に発熱がみられる．1〜3 日程度で解熱する．
- 一般的には発疹が口腔内，手掌，足底に出現するが，口周囲，手背，足背，肘，膝，臀部も出現しやすい（図1，2）．

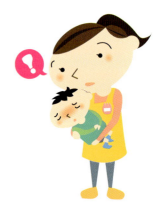

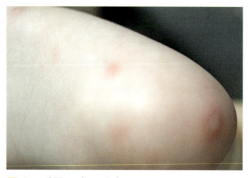

図1 手足口病の足底

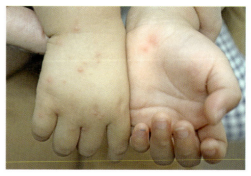

図2 手足口病の手掌・手背

- 口腔内が痛くて食事が摂れない場合がある．
- 便が緩くなることもある．
- 回復期に爪が剥がれることもある．
- 特効薬はないので，脱水などに気をつけて対症療法が中心になる．

登園基準

- 解熱後1日以上経過し，食事ができて元気があれば登園可能

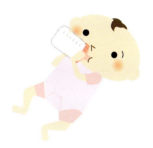

3 予防

- ウイルスは飛沫から1〜2週間，便から2〜4週間排泄されることに留意する．
- 遊具の取り扱い，オムツなどの排泄物の取り扱いに注意する．
- 手洗いを徹底する．

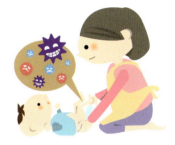

- 口腔内が痛くて食事ができない場合は，冷製ポタージュスープ，プリン，ゼリー，冷まして味付けなしのお粥や素うどんなど，冷たくてのどごしのよいものなら食べられることがあります．熱くて，しょっぱいものは痛みが増すので，痛い場合は控えましょう．

- 大人でも感染し，発症する可能性があります．保護者に手洗いの徹底や感染のしかたやその期間について伝えておきましょう．

第4章 保育園や病児保育室でよく見る病気（治療・看護と登園の基準）

6 ヘルパンギーナ

1 ヘルパンギーナとは

- 原因は，コクサッキーウイルスA群である．
- 感染経路は飛沫感染，接触感染である．
- 夏に流行しやすい．
- 潜伏期間は3〜6日である．
- 合併症として，脱水，脳炎・脳症があげられる．

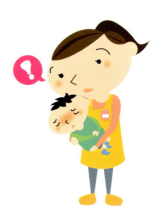

2 症状，対処

- 発熱が1〜3日続く．
- 口蓋垂付近に水疱や潰瘍ができて（図1）咽頭痛を伴う．
- 便が緩くなることもある．
- 特効薬はないので，脱水などに気をつけて対症療法が中心になる．

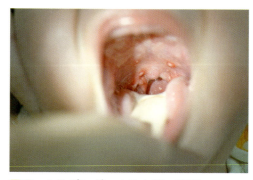

図1　ヘルパンギーナの水疱・潰瘍

6. ヘルパンギーナ

■ 登園基準

- 解熱後1日以上経過し，食事ができて元気があれば登園可能

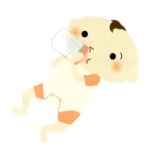

3 予防

- ウイルスは飛沫から1〜2週間，便から2〜4週間排泄されることに留意する．
- 遊具の取り扱い，オムツなどの排泄物の取り扱いに注意する．
- 手洗いを徹底する．

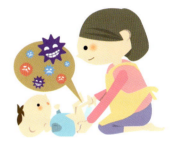

- 口腔内が痛くて食事ができない場合は，冷製ポタージュスープ，プリン，ゼリー，冷まして味付けなしのお粥や素うどんなど，冷たくてのどごしのよいものなら食べられることがあります．熱くて，しょっぱいものは痛みが増すので，痛い場合は控えましょう．

- 大人でも感染し，発症する可能性があります．保護者に手洗いの徹底や感染のしかたやその期間について伝えておきましょう．

第4章 保育園や病児保育室でよく見る病気（治療・看護と登園の基準）

7 伝染性紅斑（リンゴ病）

1 伝染性紅斑とは

- 原因は，ヒトパルボウイルス B19 である．
- 感染経路は，飛沫感染である．
- 潜伏期間は，4〜21日である．
- 合併症として，重症の貧血発作（aplastic crisis）を起こし輸血が必要になることもある．
- 妊婦が感染するとまれに胎児水腫や流産を起こす場合がある．

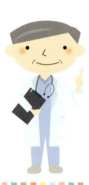

2 症状，対処

- 軽い風邪症状出現後に，頬の発赤や上下肢の網目状紅斑が出現する（図1，2）．
- 一般的に2週間程度で発疹は消失するが，消失後も数ヵ月にわたり直射日光や入浴により発疹が再発することもある．

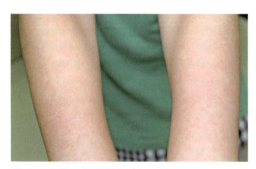

図1 上肢の網目状紅斑

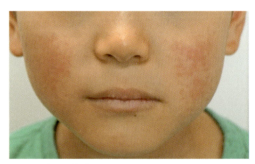

図2 頬の発赤

7. 伝染性紅斑（リンゴ病）

■ 登園基準

- 発赤や紅斑が出現した頃には感染力はなくなっているので，全身状態が良ければ登園可能

 予防

- 日頃の手洗いやうがいが重要である．
- 保育施設で流行中は送迎などで妊婦をなるべく避けたり，マスクの装着をするように呼びかける．

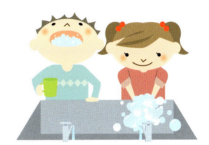

- 風邪症状の出現から皮膚症状が出現するまでの間に感染力があるので対策が難しい！

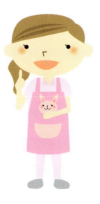

第4章 保育園や病児保育室でよく見る病気（治療・看護と登園の基準）

8 水痘（みずぼうそう）と帯状疱疹

1 水痘，帯状疱疹とは

- 初感染時には水痘になる（図1〜3）．水痘が治ったあとにウイルスが知覚神経節に潜伏し，免疫が低下したときに神経の走行に沿って水疱が出現することがあり，これを帯状疱疹という．
- 原因は，水痘・帯状疱疹ウイルスである．
- 感染経路は，水痘は空気感染，飛沫感染，接触感染．帯状疱疹は接触感染である．
- 乳児期（1歳未満）に水痘に罹患した児では，小児期に帯状疱疹を発症しやすい傾向にある．
- 潜伏期間は10〜21日である．

合併症

水痘	● 肺炎 ● 脳炎 ● 発疹に細菌感染を起こすと伝染性膿痂疹（とびひ）となる ● アスピリン内服によりライ症候群を併発する場合がある ● 妊婦が感染すると子どもが先天性水痘症候群や致死的な重症水痘を発症する場合がある ● 白血病や免疫抑制剤治療で免疫が低下している子どもでは重症化して死に至ることもある
帯状疱疹	● 帯状疱疹後神経痛（急性期の強い炎症により神経に損傷が生じた場合） ● 顔面の帯状疱疹では角膜炎や結膜炎 ● ラムゼイ・ハント症候群（めまい，耳鳴り，難聴，顔面神経麻痺）

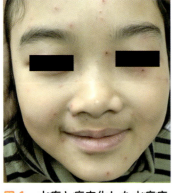
図1 水疱と痂皮化した水痘疹（顔）

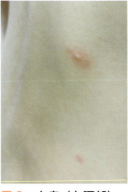
図2 水疱（右腰部）

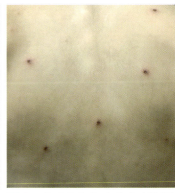
図3 痂皮化した水痘疹（背部）

8. 水痘（みずぼうそう）と帯状疱疹

 ライ症候群
急性脳症で肝臓や全身臓器に障害を生じ生命に関わります．インフルエンザでアスピリンを内服した場合も発症する可能性があります．

2 症状，対処

■ 症状

水痘	● 頭皮も含め全身の皮膚に発疹（紅斑，水疱，痂皮を伴うもの）が出現する ● かゆみを伴うことも多い
帯状疱疹	● 神経の走行に沿って片側性（体の正中を越えない）に小水疱が出現する ● 疼痛や掻痒を伴う

● 自然治癒する病気だが，抗ウイルス薬の内服をすることもある．

 抗ウイルス薬の効果
● ウイルスの増殖を抑制します．
● 発症早期（できれば24時間以内）の投与が効果的です．72時間以降の投与では効果が著しく低下します．
● 解熱を早めて発疹の数を抑える効果が期待できますが，合併症の発症予防の効果はありません．

■ 登園基準

水痘	全ての発疹が痂皮化したら登園可能
帯状疱疹	発疹部位が被覆できるか，全ての発疹が痂皮化すれば登園可能

● 水痘は発疹が出現する1〜2日前から全ての発疹が痂皮化するまで感染力があります．
● 予防接種をしていない場合，7〜10日かけて全くの発疹が痂皮化します．

3 予防

● 1歳になったら予防接種を2回受ける．
● 子どもや保育スタッフなどの予防接種歴や罹患歴の確認が大切である．
● 患児との接触後72時間以内であれば水痘ワクチンの緊急接種で発症予防の可能性がある．

● 個人差はありますが1回予防接種をしていると発疹は約50個程度，2回接種をしていると発症しないか，発症しても発疹がかなり少なく，診断が難しいことも多いです．予防接種をしていないと約200〜500個の発疹が出現します．

第4章 保育園や病児保育室でよく見る病気（治療・看護と登園の基準）

 単純ヘルペス感染症（ヘルペス歯肉口内炎）

1 単純ヘルペス感染症とは

- 原因は，単純ヘルペスウイルスである．
- 単純ヘルペスウイルスには1型と2型があり，ヘルペス歯肉口内炎で主に原因となるのは1型である．
- 感染経路は接触感染，飛沫感染である．
- 一般的には初感染の約90％が不顕性感染で症状はない．成人の約半分は単純ヘルペスウイルス1型の抗体を持っている．
- 乳幼児や免疫の低下した状態ではヘルペス歯肉口内炎などの強い症状が出現することがある．
- 潜伏期間は2日〜2週間である．
- 合併症として，脱水症（口内痛により飲食ができない場合）があげられる．

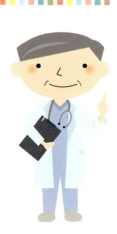

2 症状，対処

a. 単純ヘルペス感染症の症状と治療

- 発熱（2〜5日で解熱），歯肉の腫脹や出血（図1），口内痛，口周囲の水疱が出現する（約1〜2週間で改善）．
- 抗ウイルス薬の内服で治療を行うが，状態により抗ウイルス薬の静注や軟膏を使用することがある．

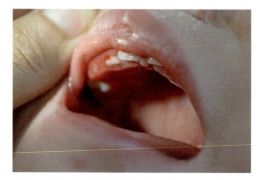

図1 歯肉の発赤腫脹と歯肉からの出血

9. 単純ヘルペス感染症（ヘルペス歯肉口内炎）

- ヘルペス歯肉口内炎では軽い刺激でも歯肉から出血をするので，歯磨きは控えてうがいをさせるようにしましょう．
- 食事も酸味や刺激のあるものはしみてしまうので控えましょう．
- 冷たいものは痛みを軽減するので少量ずつ食べたり飲んだりさせてあげましょう．

b. 単純ヘルペスウイルス感染によるヘルペス歯肉口内炎以外の病気

口唇ヘルペス	潜伏感染していたウイルスがストレスや感冒など免疫力が低下したときに再活性化し，口角や口唇の皮膚粘膜移行部に水疱を形成する
カポジ水痘様発疹症	体の皮膚の一部もしくは全身に水疱が多発する（アトピー性皮膚炎の児に多い）
単純ヘルペス脳炎	発熱，けいれん，意識障害，構音障害，異常行動などを生じ，無治療であれば約8割が死亡．救命ができても後遺症を残す可能性がある
新生児ヘルペス	胎内感染，産道感染，出生後の水平感染が原因で発熱，呼吸障害，けいれん，意識障害などを生じ，無治療であれば8〜9割が死亡．救命ができても後遺症を残す可能性がある
性器ヘルペス	ほとんどが性交渉による感染で，痛みにより排尿が困難になる場合もある

■ 登園基準

- 熱がなく，普通に食事が食べられれば登園可能

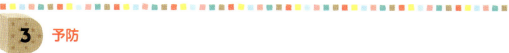

3 予防

- 日頃の手洗いやうがいを徹底する．
- 食器，タオル，おもちゃなどの共有をしない．

- 水疱がある間は感染力があるので注意が必要です．免疫不全や皮膚の状態が悪い児との接触は避けましょう．

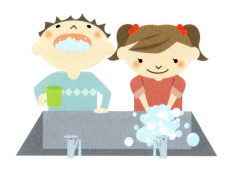

10 流行性耳下腺炎（おたふくかぜ）

1 流行性耳下腺炎とは

- 原因は，ムンプスウイルスである．
- 感染経路は，飛沫感染，接触感染である．
- 潜伏期間は 12 〜 25 日である．
- 特効薬はないので，痛みの強いときは解熱鎮痛剤などで対応する．

合併症

- 髄膜炎：100 人に 1 人
- 脳炎：3,000 〜 5,000 人に 1 人
- 回復不能な難聴：300 〜 1,000 人に 1 人（片側性が多いが両側性のこともある）．2015 〜 2016 年の 2 年間で少なくとも 336 人がムンプス難聴と診断されている
- 思春期以降では睾丸炎（20 〜 40％），卵巣炎（5％）の合併頻度が高くなる

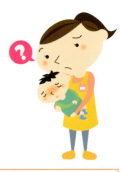

2 症状，対処

- 唾液腺の腫脹と疼痛がみられる．約 7 割は両側性である．
- 唾液腺の症状がみられるのはほとんどが耳下腺だが，顎下腺や舌下腺のこともある（図1）．
- 腫脹のピークは発症 3 日目頃で，5 〜 10 日で消失する．
- 発熱を伴うこともある．

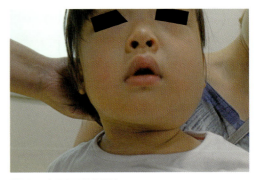

図1 左耳下腺腫脹

10. 流行性耳下腺炎（おたふくかぜ）

■ 登園基準

- 唾液腺の腫脹や疼痛が出現した後5日を経過し，全身状態が良好であれば登園可能

3 予防

- 日頃の手洗いやうがいを徹底する．
- 予防接種を受ける．

- 症状が出現する数日前から感染力があり，不顕性感染（感染しても症状が出現しない状態）もあることから，発症者の隔離だけでは流行を阻止することはできません．
- 先進国でムンプスワクチンが定期接種化されていないのは日本のみであり，予防接種率が30～40％と低いため流行してしまいます．
- 自然感染によるムンプス難聴の発生率が高いこと，予防接種で予防できることから，「ムンプスワクチンの2回接種」が重要です．

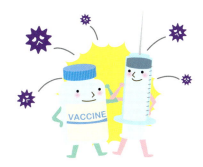

第4章 保育園や病児保育室でよく見る病気（治療・看護と登園の基準）

11 麻疹（はしか）

1 麻疹とは

- 原因は，麻疹ウイルスである．
- 感染経路は，空気感染，飛沫感染，接触感染である．
- 潜伏期間は7〜18日である．

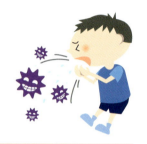

■ 合併症

- 脳炎：約1,000人に1人程度（発症すると約15％が亡くなり，20〜40％は後遺症が残る）
- 肺炎：重症となり人工呼吸器が必要になったり，致死的な経過をとることもある
- 中耳炎：5〜15％で合併
- 亜急性硬化性全脳炎（subacute sclerosing panencephalitis：SSPE）：麻疹罹患後数年が経過してから神経症状が出現し，その後数年から十数年をかけて進行し死に至る

2 症状，対処

■ 症状

カタル期	・発熱，咳，くしゃみ，鼻汁で始まり，結膜充血，眼脂を伴うこともある ・熱が下がる頃に頬粘膜にコプリック斑が出現する ・カタル期が最も感染力が強い
発疹期	・いったん解熱傾向となり再び高熱が出てきて（二峰性の発熱），赤い発疹（耳介後部→顔面→全身に広がる）が出現 ・発疹は少し盛り上がっており，融合傾向（発疹と発疹がくっつく）がある ・発疹出現後3〜4日で解熱する
回復期	・赤い発疹が褐色になり色素沈着を残しながら消退する

- 麻疹を発症している人がいると，同じフロアにいるだけで麻疹に対する抗体のない人は感染し，感染すれば95％以上の人が発症します．
- 感染力がある期間は，発熱や咳などの症状が出現する1〜2日前から発疹出現後4日程度です．麻疹を疑った頃にはすでに周囲の人に感染させています．

11. 麻疹（はしか）

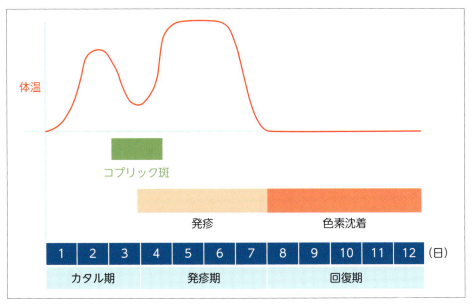

■ 症状の経過

- 臨床診断後に抗体検査を行い，保健所を通して血液，咽頭拭い液，尿などによるウイルス検査を行う．
- 特効薬はないが，感染力はとても強いので，外出はせずに自宅で安静にする．麻疹を疑った際は，すぐに医療機関に受診はせず，まずは電話などで医療機関に連絡し，受診の仕方などについて指示を仰ぐ．

■ 登園基準

- 発疹に伴う発熱が解熱した後3日を経過するまで休ませる

3 予防

- 子どもやスタッフの予防接種歴や罹患歴を確認し，未接種，1回接種，未罹患の場合は予防接種を計2回行うように推奨する．
- 2006年から1歳と小学校入学前1年間の2回が定期接種化されている．
- 未接種者の場合，発症者と接触後72時間以内であれば緊急接種の適応がある．4日以上6日以内であればガンマグロブリン（血液製剤）で症状を軽減できる可能性がある．

- 生後6ヵ月から任意接種は可能ですが，母体からの移行免疫があるため抗体価が十分に上がらない可能性があり，1歳未満で接種をした場合も1歳になったら必ず定期接種を受けるようにしましょう．

第4章 保育園や病児保育室でよく見る病気（治療・看護と登園の基準）

12 風 疹

1 風疹とは

- 原因は，風疹ウイルスである．
- 感染経路は飛沫感染，接触感染である．
- 潜伏期間は 14 ～ 23 日である．
- 特効薬はないので，予防接種が重要である．

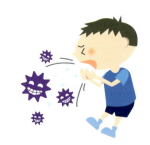

■ 合併症

- 血小板減少性紫斑病：3,000 ～ 5,000 人に 1 人
- 急性脳炎：4,000 ～ 6,000 人に 1 人
- 妊婦が感染すると子どもが先天性風疹症候群（耳，目，心臓の異常や精神発達遅滞）を発症することがある

> **memo 先天性風疹症候群**
> - 妊婦が風疹に感染した場合の先天性風疹症候群の発生頻度は妊娠 1 ヵ月で 50％，2 ヵ月で 35％，3 ヵ月で 18％，4 ヵ月で 8％程度と言われています．
> - 2012 年 10 月からの 1 年間で診断できた先天性風疹症候群の子どもの約 4 人に 1 人が出生後 1 年あまりで亡くなりました．

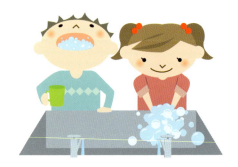

12. 風疹

2 症状，対処

- 発熱と発疹がほぼ同時に出現する．
- 発熱は一般的には軽度で，発熱のない場合も多い．
- 発疹は顔面→体幹→四肢へと広がり，約3日で消える．色素沈着はほとんどない．
- リンパ節腫脹と圧痛がみられる．発疹が出現する数日前から後頭部，耳介後部，頸部に出現し，3〜6週間持続する．
- 不顕性感染が15〜30％程度であり，症状が全てそろわない場合も多いので，臨床診断は難しい．

■ 登園基準

- 発疹が消失すれば登園可能
- 発疹出現の前後約1週間はウイルスを排泄しているが，解熱すると排泄されるウイルス量は激減する

3 予防

- 子どもやスタッフの予防接種歴や罹患歴を確認し，未接種，1回接種，未罹患の場合は予防接種を計2回行うように推奨する．
- 2006年から1歳と小学校入学前1年間の2回が定期接種化されている．
- 手洗い，うがいなどを徹底する．

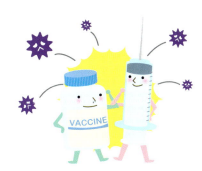

第4章　保育園や病児保育室でよく見る病気（治療・看護と登園の基準）

13　RSウイルス感染症

1　RSウイルス感染症とは

- 原因は，RS（respiratory syncytial）ウイルスである．
- 感染経路は飛沫感染，接触感染である．
- 潜伏期間は2～8日である．
- 2歳までにほぼ100％の子どもが1度は感染する．生涯にわたって感染と発病を繰り返す病気である．
- 秋～冬にかけて流行しやすいが，近年は季節性がなくなってきている．
- 合併症として，中耳炎（鼻閉により合併しやすいので，鼻をかんだり，鼻汁吸引をすることが予防には大切），肺炎（RSウイルスによる肺炎や他の細菌感染を合併したことによる肺炎もある）があげられる．

2　症状，対処

- 鼻汁，咳嗽が主症状で発熱を伴うこともある．
- 乳幼児で悪化しやすいが（初感染乳児の約3割で悪化），多くは上気道症状のみの軽症である．
- 悪化して細気管支炎や肺炎のため呼吸困難となった場合は入院が必要となる．
- 生後6ヵ月未満の児やハイリスク児（早産，先天性心疾患，慢性肺疾患，免疫不全，ダウン症候群）では重症化しやすく無呼吸発作を起こすこともあるので注意が必要である．
- 発症から1週間弱程度かけて悪化していき，2～3週間程度かけて症状は消失していく．
- 診断には，乳児（1歳未満）や入院患児等に対してRSウイルス抗原迅速検査を保険で行うことができる．
- 特効薬はなく，対症療法のみである．

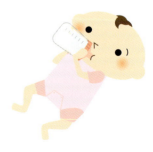

13. RS ウイルス感染症

■ 登園基準
- 呼吸器症状が安定し，全身状態が良ければ登園可能
- 乳幼児の場合，飛沫からのウイルスの排泄が 3 〜 4 週間持続していることがあるので，集団生活の中で流行を止めるのは難しい

- 水分が摂りにくい場合は，1 回量を減らして回数を増やしてこまめに飲ませてあげましょう．
- 保護者に対して，鼻水の吸い方の指導をしてあげられると良いでしょう．
- 2 〜 3 歳頃から，鼻のかみ方を遊びの中で教えてあげましょう（p.23 の図 1 参照）．

3 予防

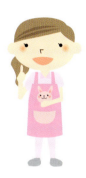

- 手洗い，うがい．
- ハイリスクの乳児や幼児は重症化しやすいため，RS ウイルスに対する抗体成分パリビズマブ（シナジス®）を流行期に毎月注射する．
- パリビズマブは抗体そのものなのでワクチンとは異なるため，他の予防接種との間隔を考慮する必要はない．

- RS ウイルス細気管支炎・肺炎に罹患した乳幼児は，その後も数ヵ月間は風邪をひくたびにゼーゼーしやすい（反復性喘鳴）傾向があります．

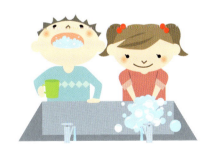

第4章　保育園や病児保育室でよく見る病気（治療・看護と登園の基準）

 14 気管支喘息，喘息性気管支炎

1 気管支喘息，喘息性気管支炎とは

気管支喘息	● 気道が慢性的に炎症を起こしている状態 ● 気管支喘息発作とは，ウイルス，ハウスダスト，ダニ，たばこの煙，花粉，気圧の変化などにより気管支の粘膜が肥厚し気管支内が狭くなった状態
喘息性気管支炎	● ウイルスなどの感染により喘息発作のような症状が出現している状態 ● 乳幼児は気管支が生理的にまだ狭く，ウイルス感染などにより気管支内の分泌物が増えたり気管支の粘膜が炎症を起こすと，気管支内がさらに狭くなるため喘息様の状態になる

2 症状，対処

- 咳嗽，喘鳴，呼気延長，努力呼吸（鼻翼呼吸，肩呼吸，陥没呼吸，起座呼吸）などの呼吸器症状がみられる．
- 上記症状を繰り返す場合は気管支喘息の可能性が高い．
- 感染がきっかけであれば発熱を伴うこともある．
- 呼吸の状態が悪くなると，会話・食事・睡眠に支障をきたしたり，意識障害を起こす可能性もあるので注意が必要である．

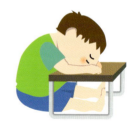

■ 覚醒時の小児の正常呼吸数の目安

＜2ヵ月	2〜12ヵ月	1〜5歳	6〜8歳
＜60回/分	＜50回/分	＜40回/分	＜30回/分

- 水泳で喘息は治りません．ホコリや砂ボコリの舞うようなスポーツと比べると，発作を起こしにくいスポーツということです．

14. 気管支喘息，喘息性気管支炎

■ 症状からみた評価の仕方

症状		小発作	中発作	大発作
喘鳴		軽度	明らか	著明
陥没呼吸		なし～軽度	明らか	著明
呼気延長		なし	あり	明らか
起座呼吸		横になれる	座位を好む	前かがみになる
チアノーゼ		なし	なし	可能性あり
呼吸数		軽度増加	増加	増加
呼吸困難感	安静時	なし	あり	著明
	歩行時	急ぐと苦しい	歩行時著明	歩行困難
生活の状態	話し方	一文区切り	句で区切る	一語区切り
	食事の仕方	ほぼ普通	やや困難	困難
	睡眠	眠れる	時々目を覚ます	障害される
SpO₂		≧96%	92～95%	≦91%
医療機関の受診		安静にして改善がなければ受診	加療が必要なのですぐに受診	入院の可能性が高いのですぐに受診

■ 発作時の対処と治療

気管支喘息	● 頭部挙上で楽な姿勢をとらせる ● 環境が要因であれば場所の移動をする ● 安静にする ● 状態により気管支拡張薬（内服，貼付，吸入，点滴），ステロイド薬（内服，吸入，点滴），酸素投与など
喘息性気管支炎	● 加湿，水分摂取，頭部挙上で楽な姿勢をとらせる ● 安静にする ● 対症薬の使用 ● 状態により，気管支拡張薬，ステロイド薬，酸素投与を行う

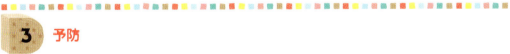

3 予防

- 気管支喘息では発作が起こらないように予防をすることが大切である．
  - ・抗ロイコトリエン拮抗薬，吸入ステロイド薬などを使用する．
  - ・環境を調整する．特に，たばこ，ペット，ハウスダスト，ダニ，線香の煙などに注意する．
- 発作を予防することで友達と同じように思いっきり体を動かせるように，休まないで登園・登校ができるように，生活の質が下がらないように心がける．
- どんなときに調子が悪くなりやすいのか，記録をつけておくと役に立つ．
  - ・例）風邪をひいたとき，天気が悪くなるとき，花粉の飛ぶ時期，季節の変わり目，運動時，教室や自宅などの場所の変化．
- 調子の悪くなる頻度（毎日，週に1回以上，月に1回以上，数ヵ月に1回程度）も確認しておくと重症度の評価や発作予防薬の選択に役立つ．

第5章 保育園でよく見る皮膚の病気

1 汗疹（あせも）

1 汗疹とは

- 皮膚表面の汗により汗腺の出口がむくみ，汗が皮膚の外に出られなくなると，皮膚の中に汗が溜まり炎症を起こす．これが汗疹である（図1）．

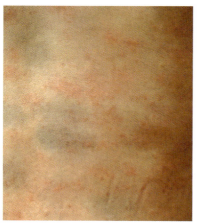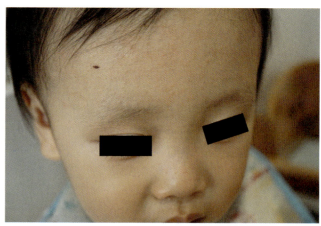

図1 紅色汗疹

2 症状

- 一般的によくある紅色汗疹では，かゆみを伴いやすい（表1）．
- 掻いていることで周囲に湿疹が増えたり，汚い手で掻くなどして細菌感染を起こせば伝染性膿痂疹（とびひ）などの原因になる．

表1 汗疹の種類，症状

紅色汗疹	赤みやかゆみを伴いやすい
水晶様汗疹	赤みやかゆみのない水ぶくれ
深在性汗疹	皮膚の深いところにできる扁平な丘疹

1. 汗疹（あせも）

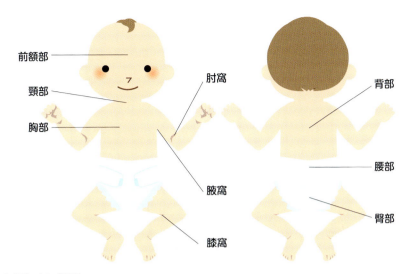

前額部
頸部
胸部
肘窩
腋窩
膝窩
背部
腰部
臀部

汗疹ができやすい場所

 3 汗疹の予防，治療

- 汗をかいたらシャワーで洗い流し，保湿をする．
- 濡れタオルで優しく拭く．
- 着替える．
- 吸湿性と通気性のよい服を着る．
- 室温や湿度の調節をする．
- 治療には，状態によりステロイド外用薬やその他の外用薬を使用することがある．

- 夏は汗をかきやすいので，水浴びなどをして遊びながら汗も流すとよいでしょう．
- 脇の下の汗を吸収できないノースリーブはおすすめできません．
- 強い日差しのある場所はカーテンやすだれなどの使用もよいでしょう．

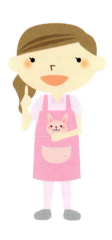

第5章 保育園でよく見る皮膚の病気

② ドライスキン（乾燥肌）

1 ドライスキンとは

- ドライスキンとは，皮膚表面にある角質層の水分量が減少した状態をいう．
- 子どもの皮膚の特徴として，大人よりも皮膚が薄く（大人約2〜3mm，子ども約1mm），皮脂の分泌が少ないため，乾燥しやすいことがあげられる．

> **memo 角質層の水分**
> - 角質層に水分が十分にあることで，外部からのさまざまな刺激から体を守っています．
> - 角質層の水分は皮脂やセラミドなどにより保たれています．

■ ドライスキンの原因

- 新生児，小児，加齢など生理的なもの
- アトピー性皮膚炎（セラミドがうまく作れず乾燥しやすい）
- 入浴時にナイロンタオルなどでこする
- 長風呂や熱い湯につかる
- シャンプー，リンス，ボディソープなどに含まれる合成界面活性剤
- 空気が乾燥している
- 冷暖房の風が直接当たっている　など

2 ドライスキンになるとどうなる？

- 皮膚のバリア機能が低下する．
- スキントラブルが増える（かゆみ，湿疹，伝染性軟属腫（水いぼ），伝染性膿痂疹（とびひ）など）．
- アレルゲンが侵入しやすくなる（皮膚感作を起こし，食物アレルギーなどを発症しやすくなる可能性がある）．

2. ドライスキン（乾燥肌）

 3 予防

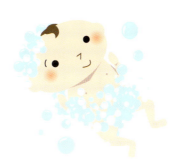

- 低刺激のせっけんをよく泡立てて手で洗う．
- 長風呂や熱い湯は控える．
- 風呂から出たら5分以内に保湿をする（表1）．
- 空気が乾燥している時期は加湿をする．
- 冷暖房の風が直接当たらないように工夫する．

表1 保湿剤を塗る量の目安

軟膏，クリーム	人差し指の先端から第一関節までにのる量を，大人の手のひら2枚分の範囲に塗る（図1）
ローション	一円玉大の量を，大人の手のひら2枚分の範囲に塗る（図2）

- 塗ったところがピカピカ光るくらい，ティッシュがくっつくくらい塗るとよいでしょう．

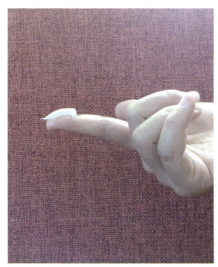

図1 軟膏，クリームの目安

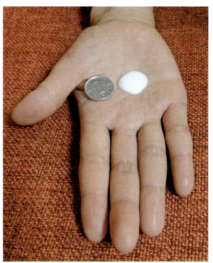

図2 ローションの目安

第5章 保育園でよく見る皮膚の病気

3 虫刺され

1 症状，特徴

- 症状と特徴を表1に示す．

表1 虫刺されの症状，特徴

痛み	・物理的な痛み（刺された，咬まれた） ・化学的刺激の痛み（皮膚に注入された物質による）
かゆみ	・皮膚に注入された物質によるアレルギー反応 　・即時型（刺咬直後から出現し数時間で軽快） 　・遅延型（刺咬の1～2日後に出現し，水ぶくれになることもある（図1）．数日～1週間で軽快） ※虫に刺された経験の頻度や体質によって症状の現れ方の個人差がある
全身症状	・アナフィラキシー（全身蕁麻疹，呼吸困難，嘔吐，意識障害など） ・毒による筋肉痛，吐き気，頭痛など

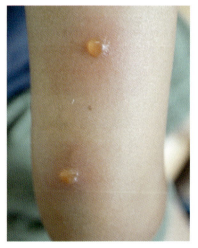

図1 水疱を伴う虫刺され

■ 虫の種類

吸血する虫	蚊，ブヨ，ノミ，ダニ
刺す虫	ハチ
咬む虫	クモ，ムカデ
触れると皮膚炎を起こす虫	ケムシ

3. 虫刺され

■ 虫の種類による特徴

蚊	●夏に多く見られる ●乳幼児は1〜2日後に大きく腫れることが多い（遅延型反応） ●蚊が媒介する感染症：ヒトスジシマカによるデング熱，コガタアカイエカによる日本脳炎など ●日本脳炎を発症した場合は約4割が致命的となる
ノミ	●イヌ，ネコに寄生していたり，公園などの土があるところに生息している ●屋外では足を刺されることが多い ●1〜2日後に数ミリ大の掻痒を伴う赤い発疹が出現し，水疱になることもある
マダニ	●春〜初夏，秋に多く見られる ●野山に生息しており，野外レジャーなどでの被害が多い ●皮膚に咬みつき吸血して，数日後にマダニの腹部が大きく膨らんだら脱落する ●無理に引き抜こうとすると頭部が皮膚に残ってしまうので，医療機関を受診する ●重症熱性血小板減少症候群（SFTS）を発症した場合，日本での致命率は20％
ハチ	●5〜10月に多く見られる ●ミツバチ，アシナガバチ，スズメバチによる被害が多い ●刺された直後から数時間以内に発赤，腫脹，疼痛が出現する ●過去に刺された経験があると，アナフィラキシーショックを起こす可能性があるので注意が必要
ケムシ	●有毒な毛をもっている一部のケムシに触れた場合は皮膚炎を起こす ●発赤と掻痒を伴う複数の発疹が集簇しやすい

●日本脳炎は予防接種があるので必ず受けましょう．

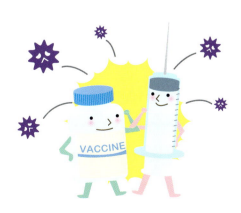

第5章　保育園でよく見る皮膚の病気

2　虫に刺された時の一般的な対応

- よく洗って水で流す．
- 冷やす．
- 蕁麻疹，呼吸困難，嘔吐，めまいなど全身症状が出現した場合は，至急医療機関を受診する．
- 状態により，治療には抗ヒスタミン薬やステロイドの入った軟膏を使用する．かゆみが強い場合は抗ヒスタミン薬の内服をすることもある．

> - 虫に刺された部位から毒を吸い出す道具の「ポイズンリムーバー」は有効性が証明されていません．
> - かゆいところに爪あとをつけても効果はありません．
> - 蚊取り線香は喘息の子どもでは発作を誘発する可能性があり，注意が必要です．

3　予防

- 虫除けを使う．
- 虫に刺されそうな場所へ行く場合は薄手の長袖，長ズボン，靴下で皮膚の露出を減らす．
- 黒い服や花模様の服ではなく，白っぽい服にする．
- むやみに藪の中に入らないようにする．
- ハチは，巣に近づいたり，追い払おうとしたり，刺激をしないこと．
- ペットのノミの駆除．
- 布団を干して部屋の換気をしてこまめに掃除をすることでダニを減らす．

虫除けの使い方，選び方

- スプレータイプは吹きかけるだけでは付着効率が悪いので，手で塗り広げた方がより効果的である．
- 虫除けとして有効とされている成分は「ディート」と「イカリジン」である（**表1**）．
- 国内で子どもに使う場合は「イカリジン 15％配合」の虫除けを推奨する．

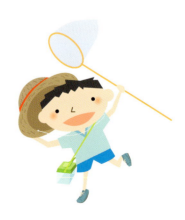

表1 虫除けの有効成分

ディート
● 蚊，ブヨ，アブ，マダニ，ツツガムシ，ノミ，イエダニ，トコジラミ，サシバエに効果がある
● 日本では2016年秋から濃度30％（効果持続時間6〜10時間）のものが販売されている（国外では濃度50％）
● 日本では生後6ヵ月からの使用が推奨されており，12歳未満は濃度12％までしか使用が推奨されていない
● 国外では生後2ヵ月から濃度30％を使用できる
● 皮膚が重なる部位（肘など）では，水疱ができることがある
イカリジン
● 蚊，ブヨ，アブ，マダニ，ツツガムシに効果がある
● 日本では2016年秋から濃度15％（効果持続時間7〜8時間）のものが販売されている（国外では濃度20％）
● 年齢制限はないので乳幼児でも使用が可能

筆者の虫除け体験談

オーガニック系，アロマ系の虫除けをしっかり塗りつけて雑木林へ入ったら，10箇所以上を蚊に刺されました．

イカリジン15％配合の虫除けを同じようにつけて雑木林へ入ったら，1箇所も刺されませんでした．

その後，筆者の子ども達にはイカリジン15％配合の虫除けを使うようにしています．

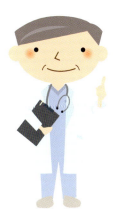

第5章 保育園でよく見る皮膚の病気

伝染性軟属腫（水いぼ）

1 伝染性軟属腫とは

- 原因は，伝染性軟属腫ウイルスである．
- 感染経路は，接触感染である．
- 潜伏期間は，2〜7週間（時に6ヵ月まで）である．
- 内容物が感染源となる．掻き壊した手で他の部位を触ったり，服でこすれて広がるため，手の届くところに広がる傾向がある．

2 症状

- 直径1〜5mm程度の白い内容物のある丘疹が見られる（図1）．
- 掻き壊して細菌感染を起こすと，伝染性膿痂疹（とびひ）になることもある．

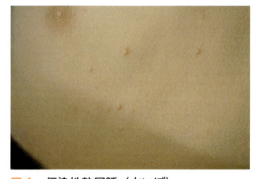

図1 伝染性軟属腫（水いぼ）

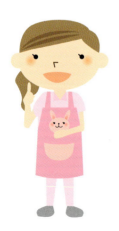

4．伝染性軟属腫（水いぼ）

治療

- 自然治癒する．平均して7〜8ヵ月かかるが，95％は1年以内に治癒する．
- 広がらないようにするため，毎日体を洗い保湿をするとよい．
- ピンセットや液体窒素による除去を行うこともあるが，痛みを伴う．
- 漢方薬の内服を行うこともあるが，全ての子どもで効果が期待できるわけではない．

 登園基準
- 制限はない
- 滲出液が出ている場合は被覆すれば登園してもよい

予防

- 手洗いをする．
- 直接触れないようにする．滲出液が出ている場合は被覆する．
- 毎日全身をよく洗い清潔にし，保湿をすることで皮膚のバリア機能を高めておく．
- プールでタオル，浮き輪，ビート板などの共用は避ける．
- プール後はシャワーできれいに流すようにする．

- プールや浴槽内の水を介して感染することはありません．
- プールは入って構いません．

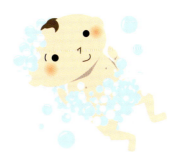

第5章 保育園でよく見る皮膚の病気

5 伝染性膿痂疹（とびひ）

1 伝染性膿痂疹とは

- 原因は，黄色ブドウ球菌（耐性菌が 10〜50%），A群β溶血性連鎖球菌（溶連菌）である．
- 感染経路は，接触感染である．
- 潜伏期間は，2〜10日（長期の場合もある）である．
- 皮膚が不衛生な状態だと，虫刺され，汗疹（あせも），湿疹などをきっかけに発症しやすい．
- 掻いたり，服でこすれて広がりやすい．
- 夏に多いが，他の季節でも発生する．
- 合併症は，ブドウ球菌性熱傷様皮膚症候群（staphylococcal scalded skin syndrome：SSSS），敗血症，菌血症など．溶連菌の感染では腎障害をきたす場合もある．

2 症状

- 赤みのある水疱や膿疱が破れて，びらんや痂皮を形成する（図1）．
- かゆみを伴うことがある．

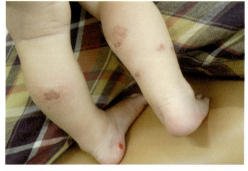
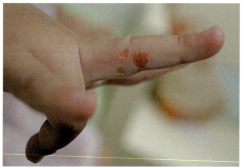
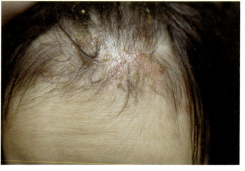

図1 伝染性膿痂疹

5. 伝染性膿痂疹（とびひ）

3 治療

- 皮膚を清潔にすることが最も重要である．毎日全身をよく洗い，せっけんは泡立てて患部も含めて洗うこと．
- 抗菌薬投与（外用，内服，点滴）が必要な場合もある．

■ 登園基準

- 制限はないが，患部をガーゼなどで覆うこと

4 予防

- 手洗いをする．
- 爪を切り，短くしておく．
- 毎日全身をよく洗う．患部も健常皮膚もせっけんを泡立てて洗う．
- 健常皮膚の保湿をして皮膚のバリア機能を高めておく．
- 患部はガーゼなどで覆い，広がらないようにする．

プールの水を介して感染はしませんが，患部が悪化したり他の子どもと接触する可能性があるので，治癒するまではプールは禁止です．

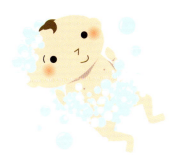

第5章 保育園でよく見る皮膚の病気

⑥ アトピー性皮膚炎

1 アトピー性皮膚炎とは

- 「良くなったり悪くなったりを繰り返すかゆみのある湿疹」を主病変とする疾患である．
- 皮膚の乾燥やバリア機能の異常があるため，さまざまな刺激やアレルゲンが皮膚に侵入しやすくなり，かゆみや炎症を引き起こす．
- 家族歴や既往歴に気管支喘息，アレルギー性鼻炎，アレルギー性結膜炎，アトピー性皮膚炎のある場合が多い．
- 合併症は，眼症状（白内障，網膜剥離など），カポジ水痘様発疹症，伝染性軟属腫（水いぼ），伝染性膿痂疹（とびひ）などがあげられる．

2 症状

- かゆくなる．
- 左右対称性に湿疹が出現（1，2）．

乳児期	頭や顔から出現し，体幹や四肢に下降してくる
幼児期・小児期	頸部，四肢屈曲部に多い

- 慢性，反復性の経過（慢性＝乳児で2ヵ月以上，幼児・小児で6ヵ月以上）．

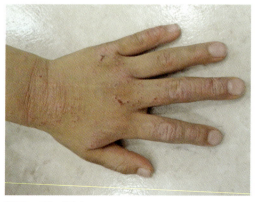

図1　手の湿疹

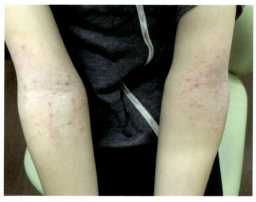

図2　肘の湿疹

3 治療

- 根本的治療法はなく，対症療法のみとなる．
- 治療の目標は，日常生活に支障がない状態を維持することである（図2）．
- ステロイド外用薬，タクロリムス軟膏（免疫抑制剤），抗ヒスタミン薬・抗アレルギー薬の内服によって治療する．
- 体を洗う際には，低刺激のせっけんを泡立てて使用する．
- 1日2回保湿をする．

■ ステロイド軟膏の塗り方

- 1日2回
- 人差し指の先端から第一関節までのせた量を，大人の手のひら2枚分の範囲に塗る（p.81の図1，2参照）
- よくなってもすぐにやめず，医師の指示に従って減量や保湿剤などへの切り替えをしていく

4 悪化を防ぐには

- アトピー性皮膚炎の悪化因子（表1，図3）を取り除いたり減らすことで，悪化を防ぐ．

■ 具体例

- 乾燥している時期は加湿する．
- なるべく子どもにストレスがかからないようにする．
- 汗をかいたらシャワーで流し保湿をする．
- 低刺激のせっけんを泡立てて手で洗う．
- 洗剤などを低刺激のものに変えてみる．

表1　アトピー性皮膚炎の悪化因子

- 食物アレルギー
- ダニ，ハウスダスト
- 空気の乾燥
- ストレス
- 汗
- その他，皮膚に触れるもの（洗剤，柔軟剤，ボディソープ，洋服の繊維，ペットなど）は悪化因子になり得る

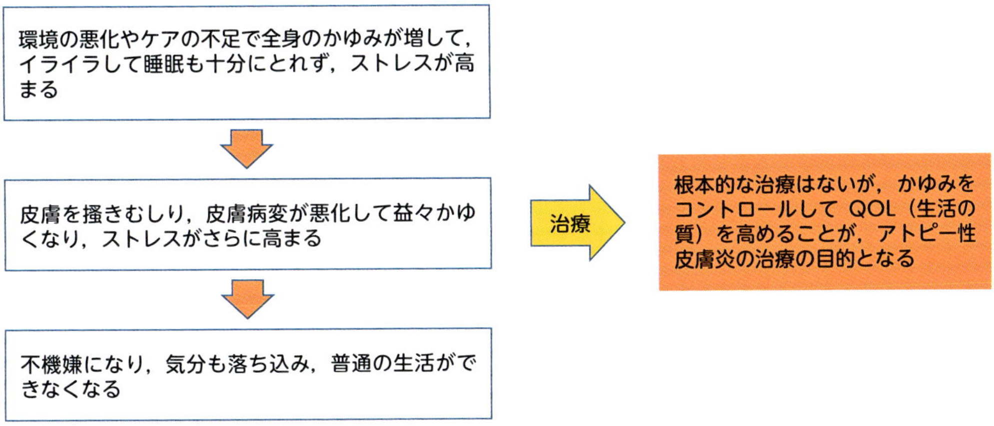

環境の悪化やケアの不足で全身のかゆみが増して，イライラして睡眠も十分にとれず，ストレスが高まる

↓

皮膚を搔きむしり，皮膚病変が悪化して益々かゆくなり，ストレスがさらに高まる

↓

不機嫌になり，気分も落ち込み，普通の生活ができなくなる

治療 → 根本的な治療はないが，かゆみをコントロールしてQOL（生活の質）を高めることが，アトピー性皮膚炎の治療の目的となる

図3　アトピー性皮膚炎症状の悪化

第6章 保育園での事故とその対応

1 事故を起こさないための環境整備

1 事故についてどうすればいいの？

- 事故が起こってしまったら防ぎようがないので，事故が起こらないように予防をすることが大切である．
- 事故が起こってしまった場合にどのように対処すべきかを知っておくことも大切である．

2 保育園における事故の傾向とは

- 新入園児が慣れてきた5〜6月頃は，動きが活発になるので増加傾向となる．
- 運動会や遠足のシーズンは，外での事故が増加する．
- 園児同士，園児自身の接触による傷害が多い（ぶつかった，転んだ，落ちた，切った，引っ張られた，ひねったなど）．
- 骨折は4〜5歳に多い（転んだ，落ちた，ぶつかった）．
- 脱臼は2〜4歳に多い（引っ張られた）．
- 受傷部位は頭部と両側上肢が多い．

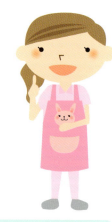

memo ハインリッヒの法則

1つの重大な事故の背景には，
29の軽微な事故と，
300のヒヤリ・ハットがあります．

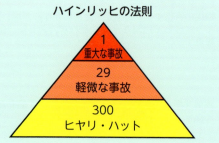

3 事故の予防

- 事故を予防するためには，子ども，保育者，環境の3つの観点から対応する必要がある．
  - ・子ども：ケガを防ぐ能力と意識を高める経験を保育の中で育てる．
  - ・保育者：さまざまな取り組みを通じて，保育者自身の安全と危険に対する意識を高める．
  - ・環境：大きな事故を起こしにくくする環境整備を行う．
- それぞれの施設のおかれた環境や子どもの発達に応じて危険を予測し，事前に予防をしておくことが大切である（表1）．
- ヒヤリ・ハットは「事故にならなくて良かった」で終わりにせず，「事故にならないように改善する必要がある」と考えて，速やかに対応するべきである．

表1 事故の予防における具体例

屋内	
扉	開閉速度はゆっくりになるように調節する
窓	乗り越えられないような高さや構造にする．状況により防護柵を取り付ける
床	突起や段差はなるべく減らす．濡れていたらすぐに拭き取る
ベランダ	手すりはよじ登れない高さにして，踏み台になるものは置かない
机や棚など	転倒しないようにしっかり固定する
フックや釘などの突起物	先端が鋭利でないものを使う
掲示物の貼り付け	画びょうではなく，粘着テープやマグネットを使う
工作用具	刃物などは安全な使い方を指導し，保管もしっかり行う
遊具，玩具	危険な欠損などがないか確認する
屋外	
服装	ヒモ，フード，かばんなどは身につけたまま遊ばないようにする
地面，砂場	ガラス片などが落ちている場合は取り除く
遊具	固定部分，接続部分，チェーン，ロープなどの不具合や腐食がないか確認する．濡れていたら拭き取る
プール	子どもは静かに溺れるので，絶対に目を離さない．入るときと出るときは必ず手を添えるなどする
動物	乱暴に扱わないように指導し，爪や歯に注意させる
道路	通園バスの乗り降りや門前での突発的な行動に注意をする
遠足など	事前に道のりや周囲の状況や警察・病院の場所を確認しておく

現代の子どもを取り巻く社会環境と事故の要因

子どもが思いっきり遊べる場所や機会が減少しているため，子どもの体力の低下，ケガを起こしにくい身のこなしの経験不足，安全への意識の低下，先を予測しケガを防ごうとする能力の低下がみられます．これらは保育の中で育てていかなければなりません．

第6章 保育園での事故とその対応

2 打撲傷（頭部・顔面・四肢）

1 頭部打撲

- 乳幼児は頭が重く重心も高いので，頭部から転倒・転落することが多い．

処置	● 患部を冷やす ● 24時間は室内で安静にする
医療機関を受診しなければならない状態（頭蓋内出血の可能性がある）	● けいれん ● 意識障害（興奮，傾眠傾向，よくわからないことを言っているなど） ● 嘔吐を繰り返す ● 頭痛が強くなってくる ● 四肢や指がうまく動かせない，ろれつが回らないなどの運動障害 ● 二重に見える，見えにくいなどの視野や視覚の異常 ● 音が聞こえにくい

 頭蓋内出血

- 頭蓋内出血は外から見えないが命に関わるため，常に想定しながら対応する必要がある．
- 受傷直後に症状がなくても，遅れて症状が出てくることもあるので，どのような症状が出てきたら医療機関に受診しなければならないのかを保護者に伝えておくことが大切である．
- 受傷から1～2日は要注意である．

2 顔面打撲

- どんなときに起こるか：友達とぶつかった，転倒・転落でぶつけた，ボールやおもちゃが当たったなど．
- 骨折を想定しながら対応する必要がある．

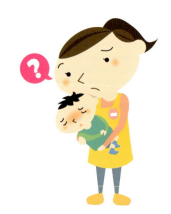

2. 打撲傷（頭部・顔面・四肢）

処置	● 患部を冷やす
医療機関を受診しなければならない状態	● 二重に見えたり，打撲側の目で動かない方向がある 　→眼窩吹き抜け骨折の可能性あり ● 口が大きく開かない 　→頬骨や下顎骨の骨折の可能性あり ● 打撲部位が大きく腫れて，痛みが強い 　→同部位の骨折の可能性あり ● 鼻出血がある 　→鼻骨骨折の可能性あり ● 歯がぐらつく，歯の脱落（歯がとれた，歯が折れた）

 歯が脱落したときはどうする？
- 外傷などで歯が脱落したとしても，再移植することができることもあるので，次のように歯を保存して歯科を受診する．
    ・歯の保存液や牛乳に浸す．
    ・浸す液がない場合は，食品用ラップフィルムに包んで乾かさないようにする．

3 四肢打撲

- どんなときに起こるか：友達とぶつかった，遊具などの硬い物にぶつけた，おもちゃが当たったなど．
- 骨折や脱臼を想定しながら対応する必要がある．

処置	● 痛みがなく，外見上も特に異常がない場合は，処置をしなくてもよい ● 腫れたり内出血のある場合は，患部を冷やす ● 無理に引っ張ったり，動かさないようにして，安静にする ● 突き指も引っ張らずに安静にする ● 本人にとって楽な位置に患部を固定しておくとよい
医療機関を受診しなければならない状態	● 痛みが強く動かせない ● 普段は動かない方向に骨が動いたり変形している ● 大きく腫れて痛みが強い ● 受診してから1週間経っても痛みが続く場合は，骨折をしている可能性があるので再度受診する

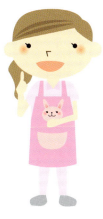

3 きず（擦り傷・ぱっくり傷・噛み傷）

擦り傷

- 真皮までの浅い傷を，擦過傷という（図1）．
- 脂肪組織まで至る傷を，擦過創という．
- 傷の深さにより治癒までの期間や傷跡の目立ち方が変わる．

処置	・十分な量の流水で洗う（消毒は行わない．皮膚を修復するための細胞の働きにも影響してしまい，創傷治癒を遅らせることがわかっている） ・異物は取り除く．取りにくい場合はガーゼやブラシを使って取り除く（異物が残存すると刺青のような痕が残る可能性がある） ・圧迫止血をする ・創傷被覆材もしくはワセリンなどを塗布したガーゼで覆い，乾燥させない
医療機関を受診しなければならない状態	・止血ができない ・異物が取れない

- 早く治すためのポイントは，消毒しないで洗うことと，乾かさないことです．

創傷被覆材はどう使う？

- 創傷被覆材は傷口よりも大きいものを用意する．滲出液が傷よりも大きく貯留してきたら交換時期である．
- ワセリン塗布ガーゼは傷口を流水で洗ってからワセリン塗布ガーゼで覆うことを1日に数回繰り返す．
- 創傷被覆材によってかぶれる子どももいるので注意が必要である．
- 感染を起こしている傷に創傷被覆材を使用すると，感染を悪化させてしまうので注意が必要である．

■ 創傷被覆材の使い分け

素材	吸湿力	適応
ハイドロコロイド	小	浅くて滲出液の少ない傷
ポリウレタンフォーム	大	深くて滲出液の多い傷

3. きず（擦り傷・ぱっくり傷・噛み傷）

2 開放創（ぱっくり傷）

- 開放創（ぱっくり傷）は，切創，挫創，挫滅創の 3 つに分けられる．
- 切　創：切り傷．
- 挫　創：鈍的外傷や圧迫により割れた傷．
- 挫滅創：鈍的外傷や圧迫に摩擦も加わった傷．

処置	●十分な量の流水で洗う ●異物は取り除く ●圧迫止血する
医療機関の受診	●縫合の必要があるかもしれないので外科系の医療機関に受診する
保護者への連絡	●縫合には保護者の承諾が必要なので，保護者へ連絡して病院に来てもらう（来られない場合は縫合などの処置の承諾をとっておく）

3 咬創（噛み傷）

- 咬創（噛み傷）とは，人や動物に咬まれた傷をいう（図 2）．

処置	●十分な量の流水で洗う ●出血している場合は圧迫止血 ●保護者へ連絡
医療機関の受診	●化膿する可能性があるので医療機関を受診する
受診する前の確認事項	●予防接種歴の確認（3 種混合もしくは 4 種混合，B 型肝炎） ●飼い犬に咬まれた場合は飼い主に狂犬病ワクチンの接種歴の確認
予防	●人を噛むのを防ぐには友達との接し方や触れあい方，言葉での気持ちの伝え方を教える（状況により保育者が思いを仲介する） ●動物の扱い方を教える ●飼われている動物でも，むやみに近づかない ●草むらや山へ行く時は長袖，長ズボンの服を着るようにする

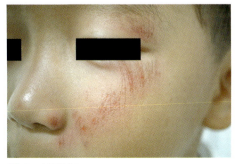

図 1　擦過傷

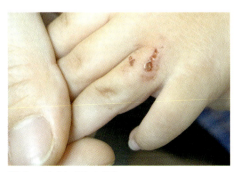

図 2　咬創（噛み傷）

第6章 保育園での事故とその対応

4 熱傷(やけど)

1 症状，重症度

- 熱傷（図1）の原因は，熱湯，熱い飲み物，アイロン，ストーブ，鉄板（立体駐車場など），炊飯器，コンセント，火などがあげられる．
- 重症度は「深さ」と「範囲」で決まる（図2，表1）．

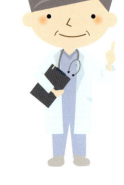

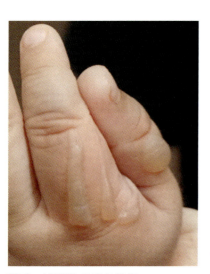

図1 浅達性Ⅱ度の熱傷

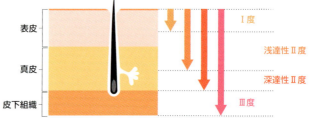

図2 熱傷の深さ

- 受傷当日は深さの正確な判断は難しく，翌日に向けて進行していくことがあります．

4. 熱傷（やけど）

表1　熱傷の症状と重症度

深さ		
Ⅰ度	発赤のみ	瘢痕を残さずに治癒
浅達性Ⅱ度	水疱形成，発赤と痛みが伴う	1〜2週間で表皮ができて治癒
深達性Ⅱ度	水疱形成，発赤と痛みはない	3〜4週間で表皮ができるが，瘢痕やケロイドを残す可能性がある
Ⅲ度	壊死，白色や褐色様，炭化	瘢痕，拘縮を残す 植皮が必要なことがある 治癒には1〜3ヵ月以上かかる

範囲
Ⅱ度熱傷以上が体表面積の10%を超えると子どもではショックを起こすことがある

乳幼児：20%（頭部），20%（体幹前面），10%（上肢），20%（体幹後面），10%（下肢），10%（上肢），10%（下肢）

小児：10%（頭部），20%（体幹前面），10%（上肢），20%（体幹後面），15%（下肢），10%（上肢），15%（下肢）

2 処置

処置	・受傷から30分以内（できれば5分以内）に15〜20℃の流水で少なくとも5分以上〜15分程度冷やす ・冷やすのは，水道水をためた洗面器や冷水を浸したタオルを使用してもよい ・服の上から受傷した場合は，服の上から流水で冷やし，その後皮膚を傷つけないように脱がす
医療機関の受診	・Ⅱ度以上の熱傷 ・皮膚に衣服が付着している場合は無理に脱がせず，そのまま医療機関を受診する

- 冷やすことで痛みの軽減，深部への進行の予防，外科的処置の必要性の軽減，死亡率の低下につながる．
- 氷水や氷で直接冷やさない．組織の損傷をさらに悪化させてしまう可能性がある．
- 消毒の必要はない．

第6章　保育園での事故とその対応

5 熱中症

 1 熱中症とは

- 熱中症とは，高温多湿の環境で体内の水分や塩分のバランスが崩れ，体内の調節機能がうまくいかなくなり，その結果出てきたさまざまな症状を呈するものであり，他の原因疾患を除外したものをいう．
- 死に至る可能性があることを忘れてはならない．
- 予防ができるので，積極的に予防することが大切である．
- 応急処置ができれば助けられるので，応急処置が重要である．
- 子どもは体温調節機能が成熟しておらず，熱中症になりやすいことに留意する．

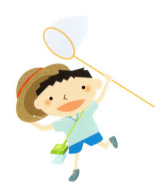

> **memo 熱中症の疫学**
> - 毎年6〜9月の4ヵ月間で30〜40万人が医療機関で熱中症と診断されています．
> - 毎年約5万人が救急搬送されています（そのうち約10％が7〜17歳，約1％が7歳未満，新生児は数人）．
> - 毎年数百人〜1,000人以上が死亡しています（小児は数人〜十数人）．

 2 子どもの熱中症リスクは？

- 熱中症のリスクは，気温が高い，湿度が高い，風が弱い，日差しが強いなどがあげられる．
- 海やプールなどの水遊びをしていても熱中症になることがあり，注意が必要である．
- 背の低い幼児やベビーカーの乳児は地面からの放射熱の影響を受けやすいので，特に注意が必要である．

5. 熱中症

3 重症度と対応

重症度	症状	応急処置	医療機関の受診
Ⅰ度	めまい，立ちくらみ，生あくび，大量の発汗，筋肉痛，筋肉の硬直（こむら返り），※意識障害なし	涼しい場所で安静にする 体を冷やす 水分と塩分を補給する	Ⅰ度の症状が徐々に改善している場合には，現場の応急処置で対応する 改善がみられない場合はすぐに医療機関を受診する
Ⅱ度	頭痛，嘔吐，倦怠感，虚脱感，集中力や判断力の低下	体を冷やす 十分な水分と塩分の補給（意識がはっきりしない場合は無理矢理飲ませない）	医療機関を受診する
Ⅲ度	意識障害，手足の運動障害，けいれん発作	体を冷やす	至急入院加療が必要なので，救急車を要請する

- 水1Lに塩1～2gと糖25gを加えると，経口補水液になります（p.29の**表4**参照）．
- 経口摂取は，意識がはっきりしていて受け答えができる場合のみに限られます．

4 予防

- 子どもを十分に観察する．
  - 「顔が赤い」，「大量の汗をかいている」，「疲れていそう」のような場合を見逃さず，涼しい場所へ移動し水分補給させる．
- 水分をこまめに飲ませる（外遊びする前にも水分の補給をするとよい）．
- 吸湿性や通気性の良い服を着せる．
- 暑さを避ける．
  - 日陰，日傘，帽子，エアコンなどを利用する．
  - 暑い時間帯（12～15時）の外出は避ける．

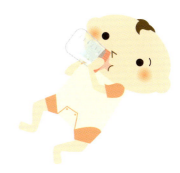

第6章　保育園での事故とその対応

6 異物誤飲と気道異物

1 異物誤飲

- トイレットペーパーの芯を通る大きさのものは飲み込める可能性があることに留意する．
- 飲み込んだ異物によって，対応が変わる（**表1**）．
- 誤飲に気づいたら医療機関や中毒センターに連絡する．
- 誤飲したものがわかるようにして医療機関を受診する．
- 誤飲を起こさせない環境整備が重要である．

表1　異物ごとの対応

危険性	異物	対応，医療機関の受診
低い	入浴剤，台所用洗剤，シャンプー，リンス，クレヨン，絵具，粘土，せっけん，シャボン玉液，シリカゲル	中毒になる可能性は低いが，大量に飲んだ場合や何らかの症状がある場合は受診
	コイン，おもちゃなど	元気にしていれば何もせずに受診
高い	灯油，シンナー，殺虫剤，農薬，マニキュア，除光液	何も飲ませずにすぐに受診
	電池	新しい電池か古い電池か，形はどんなものかを確認して受診
	カビとり剤，漂白剤	水，牛乳を飲ませて毒性を薄めてすぐに受診
	画びょう，釘，針，ガラス	危ないので，吐かせず何も飲ませずに受診
	医薬品	飲んだ薬品と量を確認して受診
	防虫剤	水を飲ませて吐かせてから受診（吐かなければそのまま受診する） 牛乳を飲ませるのは禁忌（防虫剤には脂溶性成分が含まれているため，吸収が早まり悪化する）
	香水	水や牛乳を飲ませて吐かせてから受診（主成分はエタノールなのでアルコール中毒になる）
	たばこ	何も飲ませずに病院へ（2 cm以上で致命的！）

※注意：吐かせてはいけないもの
　①灯油・ガソリン（吐かせたときに気道に入って難治性肺炎を起こす恐れがあるため）
　②アルカリ・酸性の洗浄剤・漂白剤（食道や喉を傷害するため）

6. 異物誤飲と気道異物

2 気道異物

- 10歳未満の子どものうち年間約100人が窒息で死亡している（約6割が0歳，約3割が1〜4歳）．
- 気道異物の原因は，ピーナッツ，豆類，アメ，丸い食べ物（ミニトマト，巨峰など），スーパーボール，BB弾，ボールペンのキャップ，おもちゃの部品（タイヤなど），コインなどがあげられる．

部位		対応，医療機関の受診
鼻腔		取るのは難しいので医療機関を受診
気管〜気管支	咳き込むが会話はできる	急に悪化する可能性があるので医療機関を受診
	呼吸ができない，顔色が赤黒くなる，喉元を触って苦しそうにしている	● 乳児は頭側をやや下方に向けた状態で背部叩打と胸骨圧迫（図1）を各5回ずつ行う．背部叩打と胸骨圧迫ができない子どもの場合は腹部突き上げ（ハイムリック法）（図2），胸部突き上げ，背部叩打を組み合わせて行う ※異物が出てくるか意識がなくなるまで続ける．意識がなくなったら心肺蘇生法に切り替える ● 同時進行で救急車を要請する

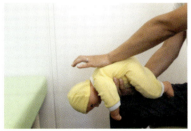
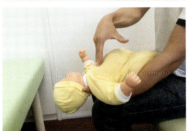

図1 背部叩打と胸骨圧迫

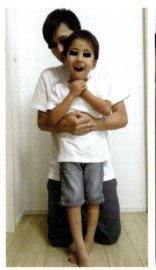
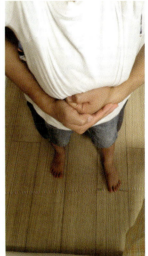

図2 腹部突き上げ（ハイムリック法）

> 一番つらいのは本人です．「大丈夫，今から楽にしてあげるからね」と声をかけながら行いましょう．

第7章 食物アレルギー

1 子どもの食物アレルギーの特徴

1 食物アレルギーとは

- 特定の食物（主にタンパク質）を異物と判断し，体の中の免疫が反応してさまざまな症状を引き起こしてしまう現象である．
- 口からの摂取だけではなく，皮膚から入ってきたり，吸って入ってきたりしても起こる．
- 症状が出現するまでの時間により「即時型」反応と「非即時型」反応に分けられる．

即時型		曝露から2時間以内に症状が出現する 保育施設で問題になることが多いのは即時型
非即時型	遅発型	曝露から6〜8時間後に症状が出現する
	遅延型	曝露から1〜2日後に症状が出現する

- アナフィラキシーとは，呼吸器症状や消化器症状など全身性にアレルギー症状が出現し，生命に危機を与えるような重篤な反応である．
- アナフィラキシーショックとは，アナフィラキシーに血圧低下や意識障害を伴うものをいう．

■ 血圧低下の目安

- 軽度血圧低下　＜ 80 ＋（2 ×年齢）mmHg　（11歳〜成人の場合，＜ 100mmHg）
- 血圧低下　　　＜ 70 ＋（2 ×年齢）mmHg　（11歳〜成人の場合，＜ 90mmHg）

2 子どもの食物アレルギーの特徴

- 全年齢における食物アレルギー患者のうち，0歳が30％以上と最も多く，5歳以下で80％，10歳以下で90％を占める．
- 1歳未満の乳児の約10％，幼児の約5％に食物アレルギーがある．
- 乳幼児に多い「鶏卵」「牛乳」「小麦」などは成長とともに症状が出なくなることが多い．
- 乳幼児期に発症した場合，その後に喘息，アレルギー性鼻炎，アトピー性皮膚炎などを発症する可能性が高くなる（アレルギーマーチ）．
- 非IgE依存性の新生児・乳児消化管アレルギーは，主に牛乳が原因で，嘔吐，血便，下痢などの症状が遅発性に出現する．除去により症状は改善し，1歳で半数以上，2歳で9割が飲んだ

1. 子どもの食物アレルギーの特徴

り食べたりできるようになる．
- 非 IgE 依存性アレルギーの場合，血液検査や皮膚テストでは陰性となる．

症状，診断

a. 症状

部位		症状
皮膚		発赤，蕁麻疹（図1），湿疹，かゆみなど
粘膜	目	充血，腫れ，かゆみ，涙目，目のまわりのむくみ
	鼻	くしゃみ，鼻水，鼻づまり
	口	口の中の違和感，唇の腫れ
呼吸器		咳，嗄声，喘鳴，呼吸困難など
消化器		吐き気，嘔吐，腹痛，下痢，血便など
循環器		血圧低下，頻脈，徐脈，不整脈，手足の冷感，蒼白
神経		頭痛，不穏，活気の低下，意識障害

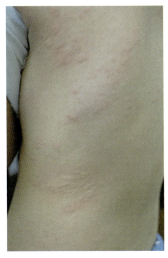

図1 蕁麻疹

> **memo 年齢と食物アレルギーの原因食物**
>
> 乳幼児の食物アレルギーの原因物質として，鶏卵，乳製品が多くの割合を占めますが，2〜3歳で軽快することが多いです．年齢が高くなると，果物やナッツなどが原因の食物アレルギーが増えてきます．

b. 診断

- 明らかな症状の既往が最も重要である．
- 何をどのくらい食べると，どんな症状がでるのか，日誌をつけておくとわかりやすい．

「補助的」検査（血液検査，皮膚テスト）	● 食べられるか食べられないか，検査のみでは判断できない ● 検査が陽性でも食べて症状が出ない子どもがいる ● 検査が陰性でもアナフィラキシーを起こす子どもがいる
食物除去試験	● 除去をすることで症状が改善するか確認する
食物経口負荷試験	● 少量ずつ食べて，どの食べ物でどのくらいの量を食べると症状が出るか確認する ● アナフィラキシーなどの症状が出現する可能性があり，実施には注意が必要である

105

第7章 食物アレルギー

2 食物アレルギーの予防と対応

食物アレルギーのリスクを下げるには？

- 食物アレルギーの発症を予防する確実な方法は見つかっていないが，リスク（表1）を下げる可能性のある方法が少しずつ報告されてきている．

❶ スキンケア（洗って保湿）
- 皮膚のバリア機能が低下していると，ホコリなどに混ざったアレルゲンに対して皮膚感作を起こしIgE抗体を作ってしまう可能性があるため．

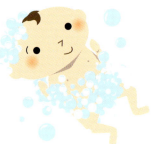

❷ 離乳食の注意点（表2）
- 離乳食の開始時期は遅らせない．遅らせることは予防効果がないことがさまざまな研究で明らかになっている．
- 食材の不必要な除去は行わない．不必要な除去で必要な栄養素が足りなくなり，子どもの発育を妨げてしまう可能性がある．
- 初めての食材は元気なときに1日1種類までとして，病院が開いている日中に少量から開始し，少しずつ増やしていく．症状が出現したらすぐに受診する．
- 症状が出たこともなく食べたこともない食品について血液検査をする意味はない（検査が陽性でも食べて症状が出現しない場合や，検査が陰性でも食べてアナフィラキシーショックを起こす場合があり，検査のみで食べられるか食べられないかの判断はできないため）．

表1 食物アレルギーのリスク因子

- アレルギーの家族歴
- 環境中の食物アレルゲン
- 出生季節（短い日光照射の秋冬生まれ）
- 皮膚バリア機能の低下
- 離乳食開始時期の遅れ

表2　発症を予防するためのよくある間違い

> これらは発症予防にはなりません！
> - 妊娠中や授乳中に母親が特定の食物を除去する
> - 特定の食物の摂取開始時期を遅らせる
> - 離乳食の開始時期を遅らせる

❸ 規則正しい生活をする
- 規則正しい生活をすると，体調や皮膚の調子も崩しにくくなる．
- 体調が悪いと，食物アレルギーの症状が出現しやすくなったり，症状が強く出ることがある．

2　食物アレルギーの子どもへの対応

❶ 保護者との情報交換を十分に行う
- 「保育所におけるアレルギー疾患生活管理指導表（厚生労働省）」を用いる．
- 特に，**表3**について確認する．

表3　特に確認する項目

> - 除去する食品
>   → 家庭での必要最小限の除去とは異なり，保育園では安全性の確保が最優先のため，完全除去かあるいは完全解除（まったく除去しない）かのどちらかでの対応が推奨されている
> - 部分解除を行う保育園では誤食するリスクが高くなるため細心の注意が必要である
> - 誤食したときの対応
>   → 薬剤使用，医療機関受診，救急車要請など

❷ 職員の間で情報を共有する．現場に合わせたマニュアルを作成する

❸ 職員の研修（アレルギー対応食の提供の仕方，誤食時，症状出現時などのシミュレーション）を行う

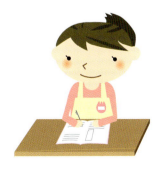

第7章 食物アレルギー

3 アナフィラキシーショック（エピペン®の使い方）

 1 アナフィラキシーショックの疫学

- アナフィラキシーショックによる死亡数を**表1**に示す．

表1 アナフィラキシーショックによる死亡数

	2012年	2013年	2014年	2015年	2016年
総数	55	77	52	55	69
ハチ刺傷	22	24	14	23	19
食物	2	2	0	0	2
医薬品	22	37	25	23	29
血清	0	1	1	1	0
詳細不明	9	13	12	8	19

（厚生労働省 人口動態統計「死亡数，性・死因（死因基本分類）別」より一部抜粋）

2 アナフィラキシーショック時の対応

a. エピペン®を使用するとき

- エピペン®（アドレナリン自己注射薬，以下エピペン）は，アナフィラキシーで呼吸器，消化器，全身症状のいずれかが出現したときに緊急的に使用する．
- **表2**の症状のうち，1つでも該当したら，**表3**の手順に沿って対応する．

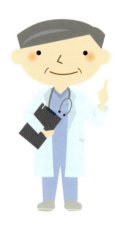

3. アナフィラキシーショック（エピペン®の使い方）

表2 エピペンを使用すべき緊急性の高いアレルギー症状

全身症状
- □意識がない，もうろうとしている
- □ぐったりしている
- □尿や便を漏らす
- □脈が触れにくい or 不規則
- □口唇や爪が青白い

消化器症状
- □持続する強い（我慢できない）腹痛
- □繰り返す嘔吐

呼吸器症状
- □喉や胸が締め付けられる
- □声がかすれる
- □犬が吠えるような咳
- □持続する強い咳き込み
- □ゼーゼーヒューヒュー
- □陥没呼吸，息がしにくい

表3 エピペン使用の手順

❶ ただちにエピペンを使用する
❷ 救急車を要請する
❸ その場で安静にさせて救急隊を待つ
❹ 可能であれば内服薬を飲ませる
❺ エピペン使用後10～15分で改善がみられず，かつエピペンが2本以上ある場合には，2本目のエピペンを使用する
※反応がなく呼吸がなければ心肺蘇生を開始する

b. 薬以外にできる対処法

症状	対処
ぐったりして意識がもうろうとしている	血圧が低下している可能性があるので仰向けで足を15～30cm高くする
吐き気や嘔吐がある	吐物による窒息を防ぐために体と顔を横に向ける
呼吸が苦しくて仰向けになれない	呼吸を楽にするために上半身を起こして後ろに寄りかからせる

- 一番苦しいのは子ども本人です．安心する声かけを忘れずに慌てず迅速に対応しましょう．
- エピペンを使用すると，通常であれば5分以内に効果が現れます．
- 内服薬は種類により効果が現れるまで30分から数時間かかります．

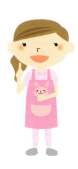

第7章 食物アレルギー

3 エピペンの使用方法

1. ケースから取り出す
2. 利き手で本体の中央を持ち，青色の安全キャップを外す（図1）
3. 手はグーの形で本体を持ち，断端に指がかからないようにする（図2）（間違って逆さまに持っていて指が断端にかかっていると指に針が刺さる可能性がある）
4. 注射する部位は，大腿中央やや外側（図3，4）
5. 介助者がいる場合は，大腿の付け根と膝を押さえてもらい固定した状態で打つ（図5）
6. 大腿に対して垂直の向きに「カチッ」と音がするまで強く押しつける
7. 5秒間押しつけたままにする
8. 使い終わった本体はニードルカバーが伸びた状態になる（図6）．ニードルカバーが伸びていない場合は再度押しつける
9. 使い終わった本体をニードルカバー側からケースに戻す（ケースのふたは閉まらないままでよい）
10. 注射部位をもむ

● 衣服の上から注射を打っても大丈夫です！

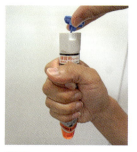

図1 エピペンのキャップの外し方

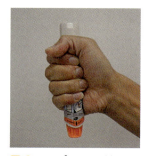

図2 エピペンの持ち方

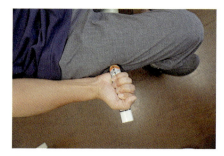

図3 自己注射の仕方

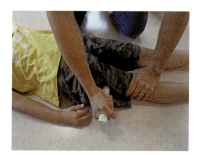

図4 エピペンを介助者1人で打つとき

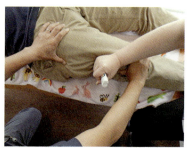

図5 エピペンを介助者2人で打つとき

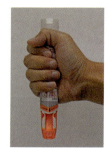

図6 エピペン使用後，ニードルカバーが伸びた状態

3. アナフィラキシーショック（エピペン®の使い方）

 役割分担表

- 図7のように，いざというときに備えて日頃からシミュレーションをしておく必要がある．

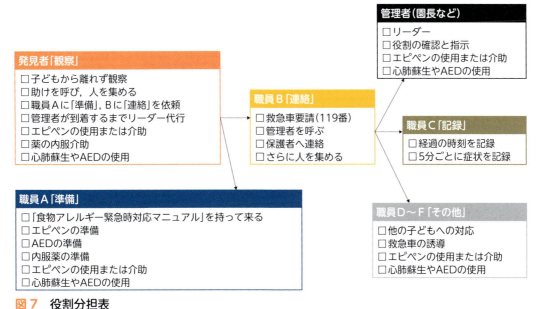

図7 役割分担表
（東京都「食物アレルギー緊急時対応マニュアル」一部改変引用）

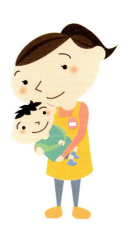

第8章 気になる子ども，発達障害とその傾向のある子どもへの対応

1 発達障害

1 発達障害とは

- 一般的には以下の❶～❸を指して発達障害という．知的障害の合併の有無は問わない（図1）．

❶ 注意欠陥／多動性障害（Attention-Deficit／Hyperactivity Disorder：ADHD）
❷ 自閉症スペクトラム障害（Autism Spectrum Disorder：ASD）：広汎性発達障害とほぼ同じ意味で使用され，アスペルガー症候群は自閉症スペクトラム障害に含まれる
❸ 学習障害（Learning Disorder：LD）

- その他：チック症，トゥレット症候群，吃音，発達性協調運動障害．
- 発達障害と診断するほどは特徴が強くはないが，その傾向がある場合にグレーゾーンと表現されることがある．

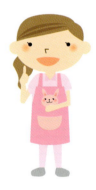

> **memo　発達障害者支援法における発達障害の定義**
> 発達障害者支援法において発達障害は自閉症，アスペルガー症候群，その他の広汎性発達障害，LD，ADHD，その他これに類する脳機能の障害であって，その症状が通常は低年齢で発現するものと定義されています．

- 幼稚園や保育園に通う子どもの中には，落ち着きがない，乱暴な振る舞いをする，ひどいかんしゃくを起こす，指示に従えない，一人遊びが多く友だちとうまく関われない，などちょっと気になる行動をする子どもが少なからず存在します．
- 上記のような子どもの特性を知り，適切に対応することが発達を促すうえで大切です．

1. 発達障害

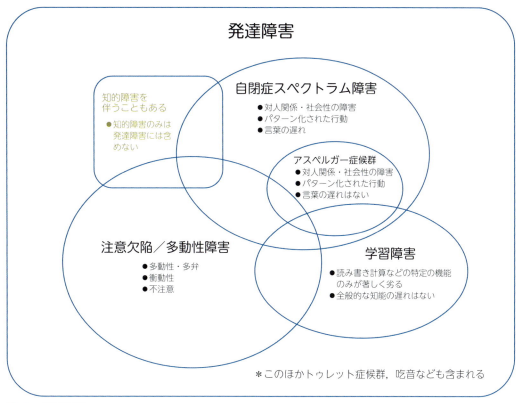

図1　発達障害

2　注意欠陥／多動性障害（ADHD）

● 年齢や発達レベルに不釣合いな多動性，衝動性，不注意を特徴とする．複数の場面（家庭でも保育園や幼稚園でも）で症状がみられる．

多動性：じっとしていられない
● 座っているべき時に立ち歩く，座っていても身体のどこかが動いている ● 話しすぎる ● 人の話に割り込む
衝動性：周囲の状況を考えずに自分の興味のあることに飛びついてしまう
● 遊びたいおもちゃがあったら他の子どもが遊んでいても取り上げてしまう ● 自分の進路に友達がいたらどいてと声をかける前に押してしまう ● ボールが転がったことに気をとられて道路に飛び出す
不注意：注意力，集中力が持続しない
● 物をなくす．忘れ物をする．片付けられない ● 他に興味があるとそちらに意識が向き，話しを聞かない ● 注意されたことをすぐ忘れて同じことを繰り返す ● しかし，自分の興味のあることに関しては人並み以上の集中力を発揮することもある

第8章　気になる子ども，発達障害とその傾向のある子どもへの対応

対応

- 好ましい行動にはすぐほめる．ADHDの子どもは普段から叱られることが多いので自信がなく，自尊心が低下しがちである．失敗したことに注目するのではなく，好ましい行動に注目し，褒めることで好ましい行動を増やすようにしていく．
- 多動を無理に抑えるのではなく，発散できる時間を作る．
- その時に必要なもの以外は周囲に置かない．余計なものがあるとそちらに注意がそれてしまい集中できない．
- 個別に声かけをする．一斉指示だけでは理解できていないことも多いので，さらに個別に指示内容がわかりやすいような声かけを行う．
- 指示を与えるときは具体的に，短く，肯定文で指示する．概念的な言葉は理解できないことも多く，一度にたくさんの指示を与えると覚えられない．

×（具体的でない，否定文）	○（具体的，肯定文）
ちょっと待ってね	3つ数えるまで待ってね
きちんと並びましょう	白い線に沿って並びましょう
ちゃんと片付けて	本は本棚にしまって．おもちゃはおもちゃ箱に入れて
廊下は走ってはいけません	廊下は歩きましょう
道路に飛び出さないで	歩道を歩きましょう
立ち歩かないで	座りましょう

- 終わりがわかるように示す．集中力を持続させることが困難なので，いつまで頑張れば良いのかをあらかじめ示しておく．
  - 例）あと3つやったらおしまい．時計の長い針がここまできたらおしまい．あと5分したらおしまい．など．

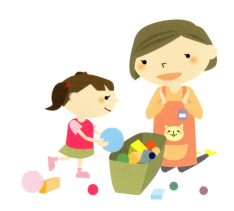

1. 発達障害

3 自閉症スペクトラム障害（ASD）

- 以下にあげる3つの特徴を主とする障害である．

1．社会性やコミュニケーションの障害
● 周囲の人と上手に付き合っていく能力に欠け，言語によるコミュニケーション，非言語（表情，身振り，雰囲気など言語以外）によるコミュニケーション能力に欠ける ● 人の気持ちがわからない．文字通りの理解をする．行間が読めない．抽象的な表現は理解できない
2．常同性（こだわり）
● 常同行動（同じ行為・言語・姿勢の反復．手を叩く，手をひらひらする，身体を揺らす，など） ● 限定した興味．融通がきかず，変化に対応できない ● おもちゃを一列に並べる．くるくる回るものに固執する．シンボルマークが好き ● 道順が決まっている．行動パターンが決まっている．儀式的な行為をする ● 突然の予定変更でパニックになる
3．感覚過敏
● 特定の感覚に対して敏感すぎて不快に感じてしまう．五感（視覚，聴覚，味覚，嗅覚，触覚）のいずれでも生じうる．逆に感覚鈍麻の場合もある ● 掃除機の音や車の音で耳ふさぎする．粘土が触れない．偏食がある

- ASDの子どもは集団行動が苦手で1人だけ集団から外れたり，1人遊びが多い．
- 予測できないこと，いつもと違う場面に遭遇すると不安感が高まりパニックになることがある．
- こだわりや感覚過敏のため特定の物事に強い拒否感を示すことがある．

対応

- 状況に応じて個別に対応する．無理に他の子どもと同じ行動をさせない．
- 1人になれる場所，別室や仕切りで区切った空間を用意する．
- パニックになった場合は上記の場所に連れていき，落ち着くまで待つ．
- 嫌いなものは強要しない．
- 1日の流れが視覚的にわかるように事前に示す．写真や絵カード（図2）などでその日のスケジュールを示すと良い．

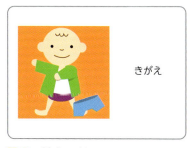

図2 絵カード

第8章　気になる子ども，発達障害とその傾向のある子どもへの対応

 4　学習障害（LD）

- 全般的な知的発達には遅れはないが，読む，書く，計算するなどの特定の能力が著しく劣る．
- 通常は就学以降に症状が明らかになってくる．幼児期には顕在化することが少ないが，文字に興味を示さないなどの徴候がみられることがある．

 5　チック症，トゥレット症候群

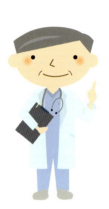

- チックとは，突発的で，不規則な，体の一部の速い動きや発声を繰り返す状態のこと．
- 子どもの10～20％はチックを体験する．
- 大部分は持続が1年未満の一過性チック（暫定的チック）と思われる．1年以上持続する場合を慢性チック（持続性チック）と言う．
- 症状の表れる部位や頻度は経過中に変化することもある．
- 数ヵ月で消失することもあるが，数週～数ヵ月単位で症状の軽快，増悪を繰り返すこともある．
- 思春期には軽快することが多く，成人まで持続するのは10％程度である．

運動チック	● 単純運動チックは持続時間のごく短い動きである．瞬き，顔しかめ，首の動き，肩すくめなど ● 複雑運動チックは体の色々な部分が一緒に動く．目的があるかのような動きだが，実際は無目的．身震い，跳ねる，触る，地団駄を踏む，においを嗅ぐ，じーっと見つめるなど
音声チック	● 単純音声チックは咳払い，鼻をならす，奇声をあげるなど ● 複雑音声チックは状況に合わない単語や語句の繰り返し．汚言（人前や社会的な場で，言うことがはばかられるような汚い言葉を言ってしまう．ばか，くそばばあ，死ねなど），反響言語（人の言ったことを繰返してしまう）など
トゥレット症候群	● 1年以上にわたって多種類の運動チックと1つ以上の音声チックの両方がみられるチック症のうちの最も重篤なもの

- 一見，乱暴と思われる行動や非常識と感じられる言動が，チックの症状である可能性もあります．

■ 対応
- チック症の大部分は単純性チックであり，1年以内に消失することが多い．
- 慢性チック（持続性チック）であっても思春期には症状が軽快していくことなど自然経過を周囲が理解し，本人のくせや性格なようなものと捉えて受容する．
- 指摘したり，無理にやめさせたりしない．

1. 発達障害

6 吃音

- なめらかに話すことが年齢や言語能力に比して不相応に困難な状態であり，❶～❸のような特徴的な症状の1つ以上があるものをいう．

❶ 反復（単音や単語の一部を繰り返す）（例：「き，き，き，きのう」）
❷ 引き伸ばし（単語の一部を長く伸ばす）（例：「きーーのうね」）
❸ ブロック（単語の出始めなどでつまる）（例：「………っきのう」）

- 原因は遺伝的な要因と，環境要因などの複合的な要因が関連している．
- 緊張や不安，ストレスは症状が悪化する要因になると考えられている．
- 活発に話し始める幼児期に発症する場合がほとんどであり，発症率は5％程度である．
- 数年で70～80％は自然治癒する．

対応

- 子どもが話しやすい雰囲気を作る．話し方を注意するのではなく，話の内容に注目する．話し方を注意されることで話すことに拒否感が生まれ，言葉が出にくくなる．
- 流暢に話すモデルを示す．子どもの発達に合わせた語彙でゆっくりと一定のテンポで短い文章で話しかける．
- 流暢に話せた体験を増やす．流暢に話せたときに，スラスラ話せたね，と褒め，いまのスラスラでどうぞ，と発話を誘導する．
- 子どもからの返答も短い文で済むような問いかけにする．

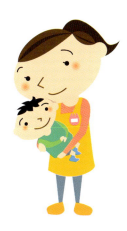

第9章 看護師・保育士の保育園・病児保育室での役割

1 看護師と保育士の連携，共有すべき情報

健康状態の把握

- ひとりひとりの子どもの健康状態を把握し，看護師と保育士が共通理解を持って子どもたちの生活を見守ることが大切である．
- 保育園全体の病欠者の状況を把握することで，早期に感染症予防対策を立てることができる．

a. 登園時の様子―いつもと違った様子はありませんか？

■ 子どものサイン

- 親から離れず機嫌が悪い（ぐずる）
- なんとなく元気がなく，顔色が悪い
- 泣いて目が覚めた
- きっかけがないのに吐いてしまった
- 便が緩め
- 食欲がない　など

❶ 気になる様子はあるが，保育可能と判断したら
- 日中のこまやかな観察と記録を行う．
- 必要により保護者に連絡を入れることを伝えておく．

❷ 前日病気欠席した子ども，体調不良だった子どもが登園したら
- 症状の経過，家庭での様子を聞く．
- 病院への受診状況を聞く．
- 保育中の薬や医師からの注意事項について確認する．

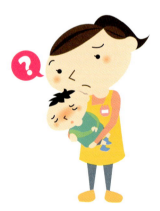

 病児保育室では

病児保育室では，入室時の症状を把握し，保育中の病状の変化の指標とします．
食物アレルギーの有無や熱性けいれんの既往は，利用のたびごとに確認が必要です．

1. 看護師と保育士の連携，共有すべき情報

b. 保育中の観察―「何かおかしい」に気づきましょう

- 食事，睡眠，排泄がいつも通りで，元気に遊べていますか？

■ 子どものサイン

- じーっとしていて，あまり動かない
- ぐずぐずして機嫌が悪い
- 抱っこをせがむ
- 便が緩く，回数が増えてきた
- 食事が進まない
- 体に発疹（ぽつぽつ）が見られる
- 激しく咳き込んで吐きそうになる
- ゼイゼイして苦しそうな様子が見られる　など

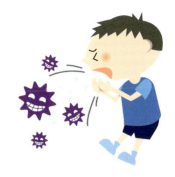

❶ 気になる症状が見られたら

- 症状の変化は，時間を追って記録する．
- 状況により，水分摂取の方法や具体的な安静のとり方を，看護師，保育士ともに相談する．
- お迎えの時に症状の経過について保護者に詳しく伝える．

❷ 保育継続が難しいと判断したら

■ 保育継続が難しいと判断する症状

- 38℃以上の発熱（30分後に再度測ってみましょう）
- 繰り返し吐く
- ぐったりして立てない
- 食事・おやつ・水分が全く摂れない
- 強い腹痛を訴える
- ゼイゼイして呼吸が苦しそう　など

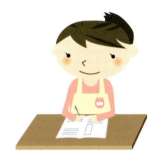

- 速やかに保護者に連絡をとり，かかりつけ医への受診を勧める．
- お迎えまでは，症状に合わせた保育環境を整え，安心して過ごせるように配慮する．
- けいれん，アナフィラキシーの症状など緊急を要する場合は，躊躇せず園医に相談する．

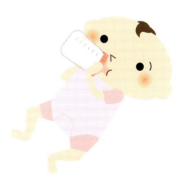

第9章 看護師・保育士の保育園・病児保育室での役割

c. 感染性の病気ではありませんか？
- 子どもに多い感染症について知っておく．
- 地域で流行している病気の情報も知っておく．

■ **感染症を疑う症状**

- 急に吐いてしまった
- 水様性の下痢がみられる
- 急に熱が上った
- 体に発疹が出てきた

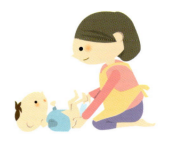

❶ 上記のような症状がみられたら，速やかに安静をとらせる（第2章「症状とその対処」を参照）

❷ 他の子どもたちへの感染を防ぐ
- 症状のない子どもたちとは，別の部屋で過ごさせる．
- 嘔吐物，下痢便の処理は速やかに行い，十分な換気をする．
- 嘔吐物，下痢便の処理をした職員は，手洗いなどの衛生に十分注意し，他の子どもたちへの授乳や食事介助などには携わらないようにする．

 病児保育室では

病児保育室では，病気の感染経路を熟知し，保育室内感染を起こさない環境を整えましょう．看護師，保育士が感染源とならないように一行為一手洗いを基本とし，隔離室の出入りやおもちゃの共有には注意しましょう．

d. けいれん，食物アレルギー，慢性疾患（気管支喘息，心疾患など）のある子どもには
- 看護師・保育士だけでなく職員全員が情報を共有し，緊急時には迅速かつ適切な対応ができるように理解を深める（第2章「症状とその対処」参照）．
- 緊急時の確認事項（**表1**）や救急車の呼び方などを目につくところに置いておく．

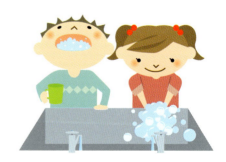

1. 看護師と保育士の連携, 共有すべき情報

表1　けいれん発作時の対応, 確認事項（記入例）

✓	平らな場所に横にする	
✓	顔を横に向け, 頭部をそりぎみの姿勢をとらせる	
✓	衣服を緩める. 特に首のまわりを緩くする	
⏰	けいれんに気がついた時間　：	10時 50分
✓	まわりに危ないものはありませんか	
✓	他の子どもを移動しましたか	
✓	人手があれば, 他の職員（園長,⦿看護師⦿, 保育士など）に連絡する	
✓	手足の位置　：　左右　⦿対称⦿　・　非対称	
✓	眼球の位置　：　正面　・　左右　・　上⦿下⦿	
✓	チアノーゼがありますか　　あり	
✓	口のゆがみ　・　⦿よだれ⦿　・　泡	
⏰	けいれんが止まったと思われる時間　：	10時 50分 50秒
✓	意識状態　：　名前を呼んで反応がありますか　　ウトウト	
✓	嘔吐がありましたか　　なし	
✓	失禁がありましたか　　なし	
けいれんが止まったら　　（けいれん発作時は刺激をしないで見守りましょう）		
	体温 38.5℃　・　呼吸数 30回/分　・　脈拍 116回/分	
	脱力　・　麻痺　・　呼吸の仕方　・　意識状態	

 病児保育室では

病児保育室の子どもたちは, 「病気に伴う不安」「慣れない環境への不安」でいっぱいです. 子どもたちの不安を十分に受け止め, 安心できる環境づくりと, 急変時の対応ができる準備をしておきましょう.

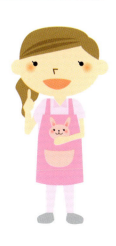

第9章 看護師・保育士の保育園・病児保育室での役割

2 発育・発達の把握

- 子どもたちは健康な時はもちろん，病気の時も日々成長している．健やかな育ちを長期的にフォローしていくためにも，定期的に身体計測を行い記録に残すことで，成長の変化や隠れている病気の早期発見につながる．

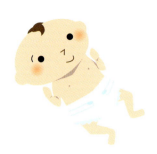

- 普段の体重を知ることで，もしもの時の脱水の評価に役立ちます．

a. 健康診断の方法と留意点

- 測定日は毎月一定（月初めなど）とし，時間帯を同じにする．
- 健康状態が優れない時は中止する．
- 表情・身体の動き・血色・皮膚の張り・皮膚の状態（湿疹・できもの等）・身体の傷跡の有無等を観察する．

月齢・年齢	身長	体重	胸囲	頭囲
産明け〜3ヵ月	月1回	週1回	月1回	月1回
4〜6ヵ月	月1回	月1回	年2回	年2回
7ヵ月以上	月1回	月1回		
1歳以上	月1回	月1回		

※身長・胸囲・頭囲は，満2歳になるまでは臥位で測定する（厚労省「乳幼児身体発育評価マニュアル」より）
※胸囲・頭囲は，成長・発達が気になる場合は必要に応じて測定する
※身長は立位で測定すると7mm程度低くなる

b. 健康診断の結果と対処

- 子どもの成長・発達には個人差がある．成長曲線に沿った成長をしているか確認する．

❶ **体重減少や数ヵ月間体重の増加がみられない場合**
- 病気が隠れていたり，ミルク不足や離乳食の進め方などがその子どもに合っていない可能性がある．

❷ **体重が急に増えていた場合**
- 食事量や食事の内容，偏食，運動量など気になることはないか確認する．必要により保護者に聞いてみる．

1. 看護師と保育士の連携，共有すべき情報

幼児期の身体発育への影響はこんなところからも

- 離乳食開始の時期，卒乳の時期は適切ですか．
- 食生活のリズムや摂取栄養バランスが乱れていませんか．
- 運動量は適切ですか．
- 睡眠時間は十分とれていますか．
- 生活リズムが整っていますか．
- 精神的ストレスがありませんか．保護者の育児で気になることはありませんか．

病児保育室では

- 時々しか利用しない病児保育室でも，発育・発達の様子から，その子どもにあった育児が行われていないことを見出すことがあります．
   例）哺乳量が月齢にあっていない．
      離乳食の開始または完了の時期が不適当．
      ハイハイしない，歩き方がおかしい，ケガが多い．
      言葉が出ない　など．
- 保護者が育児に困難を感じている様子がみえたら，それに寄り添う気持ちを持って対応することが大切です．

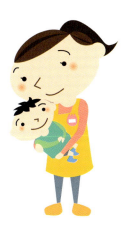

第9章　看護師・保育士の保育園・病児保育室での役割

2 基本的生活習慣の援助

1 授乳

- 1歳未満の乳児については，乳児の生理や発達を理解するだけでなく，個別の対応が重要である．特に産休明け保育が始まるとき，家庭と保育園で合わせて24時間での保育を考えることが必要となる．
- 冷凍母乳希望の有無や人工栄養への切り替え，離乳食の開始や離乳の時期などについて保護者の意向を聞き，栄養士や調理師とも連携をとる．

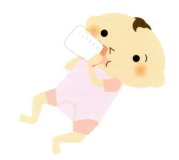

> ・子育てについて，家庭と保育園の連携を密にしましょう．

2 離乳食，食事

- 月齢や年齢ではなく，ひとりひとりの成長・発達，咀嚼機能の発達に合わせて，内容や進め方を保護者と相談する．
- 普段食べている食材が，誤嚥や窒息につながる可能性があることを認識して，食事中の観察や介助を行う．

a. 歯の萌出時期と咀嚼の発達

- 1歳頃：上下の前歯が4本，歯茎が膨らむ．前歯で食べ物を噛み，ひと口量を覚える．
- 1歳8ヵ月頃：第一乳臼歯（最初の奥歯）が上下生えそろう．噛む面はまだ小さく，すり潰しができない．
- 2歳半過ぎ：第二乳臼歯が上下噛み合い，乳歯列，咬合が完成してくる．奥歯の噛み合わせが安定してくるので，こすり合わせて潰すことができるようになる．

2. 基本的生活習慣の援助

b. 食品による窒息，誤嚥を防ぐための留意点

❶ 食品の調理
- 食材の形，大きさ，硬さ，特性（弾力性や粘着性がある，繊維が硬い）などに注意し，月齢や年齢に合った大きさ，食べさせ方の工夫を考える（**表1**）．

- その他注意が必要な食材，食品．
    - ・粘着性のあるもの →白玉団子，餅など．
    - ・唾液を吸うもの　 →パン，さつま芋，ごはんなど．
    - ・弾力があるもの　 →きのこ，練り製品，こんにゃくなど．
    - ・硬いもの　　　　 →肉，えび，いかなど．

❷ 食事中の見守りと環境づくり
- 姿勢を整える（遊びながら食べない，歩きながら食べない）．
- ゆっくりよく噛む，詰め込まない，急いで飲み込まない．
- お茶や水などの水分を勧める．
- 食べながら眠くなっていないか注意する．
- 食事中に驚かせない．
- 子どもの表情が見える位置につく．

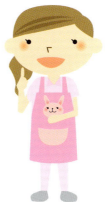

> **memo　よく噛むことのメリット**
> - 食べ物が消化吸収されやすくなる．
> - 食材の味や歯ごたえ，噛んだ時の音など五感で楽しむことができる．
> - 唾液がたくさん出て口の中がきれいになる．
> - 満腹感を得られる．

3 排泄

- トイレットトレーニングは子どもに緊張感を与え，うまくいかないことがある．プレッシャーをかけないことが大切である．
- 発達の個人差や親子関係，家庭環境なども考慮し，援助の方法を保護者と相談する．

4 睡眠

- 保育園でのお昼寝は，夜の就寝の時間に影響しない程度の時間を考える．
- 寝かしつけるのではなく，自然な睡眠につけるよう情緒の安定を図る．
- 「早寝・早起き・朝ごはん」の習慣を3～4歳頃までに身につけさせる．
- 「夜ふかし⇒朝ねぼう⇒昼寝をしない」の傾向がみられたら，「昼間はよく遊ぶ，食事をしっかり食べる，夜は早く寝る」といった生活ができるように保護者と協力する．

第9章　看護師・保育士の保育園・病児保育室での役割

表1　お弁当の改善点，注意点の例

1歳児のお弁当の例（改善前）	改善点，注意点
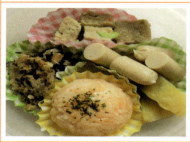	● プチトマトは球形のままではなく，4等分にする ● 海苔は，噛みちぎりにくいので注意する 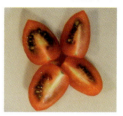
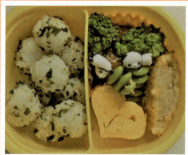	● ウインナーは輪切りではなく，縦に切って一口大にする ● 硬く握ったごはんは，喉につかえやすいので注意する 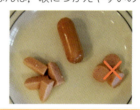
	● 枝豆はスプーンの背などで潰す ● ピックは外す 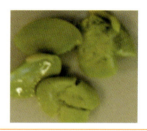

　睡眠の大切さ

- 近年，生活環境の変化やメディア（テレビ，ビデオ，スマホ，ゲームなど）の過度の視聴や使用が子どもの眠りに影響を与えています．
- 夜ふかしの原因として，保護者の就寝時間が遅い，テレビを1日2時間以上見ているなどがあります．
- 子どもの健やかな成長には十分で質の良い睡眠は欠かせません．
- 睡眠の質が悪いと，「かんしゃくを起こす，寝起きが悪い，多動がみられる」などの訴えが多いことがわかっています．

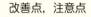 2. 基本的生活習慣の援助

2歳児のお弁当の例（改善前）	改善点，注意点
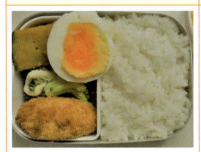	● ゆで卵は唾液を吸いやすいので，細かくし，何かと混ぜる（この場合はブロッコリーと混ぜた） ● コロッケやカボチャの煮物も一口大に切る 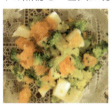
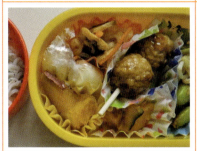	● キャンディチーズは球形で粘着性もあるので，半分に切る ● ビニールの包装は外す ● ミートボールも半分に切り，串はとる
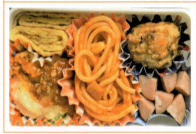	● 麺は長いと喉につかえやすいので，適当な長さに切る

 ## 5 乳幼児突然死症候群（SIDS）を起こさないために

● 乳幼児突然死症候群（Sudden Infant Death Syndrome：SIDS）の発症率が低くなるポイントとして，厚生労働省はあおむけ寝，母乳育児，妊婦・周囲の禁煙の3つをあげている．

a. お昼寝の睡眠環境を整えましょう
- 部屋は暖めすぎないようにする．エアコンを上手に使う．
- 顔色が確認できる明るさを保つ．
- 布団と布団，布団と壁の間に子どもの顔が挟まらないように注意する．
- 毛布や布団は首から下に掛ける．
- フード付きの洋服は着替える．
- 名札やよだれかけは外す．
- 顔の周りのタオル，ガーゼ，おもちゃなどは片づける．

第9章　看護師・保育士の保育園・病児保育室での役割

表2　SIDSチェック表（記入例）

氏名　〇川〇子　　1歳　2ヵ月

室温	℃	湿度	%	8時	00	05	10	15	20	25	30	35	40	45	50	55
	℃		%	9時	00	05	10	15	20	25	30	35	40	45	50	55
	℃		%	10時	00	05	10	15	20	25	30	35	40	45	50	55
	℃		%	11時	00	05	10	15	20	25	30	35	40	45	50	55
25	℃	50	%	12時	00	05	⑩	15	㉑	25	㉚	35	△40	45	㊿	55
26	℃	53	%	13時	⓪	05	⑩	△15	20	㉕	30	㉟	△40	㊺	50	△55
	℃		%	14時	00	05	10	15	20	25	30	35	40	45	50	55
	℃		%	15時	00	05	10	15	20	25	30	35	40	45	50	55
	℃		%	16時	00	05	10	15	20	25	30	35	40	45	50	55
	℃		%	17時	00	05	10	15	20	25	30	35	40	45	50	55

特記事項（寝ついた時の状況，睡眠時の様子など）
12:10　抱っこで眠る
13:40～　咳で眠りが浅くなる
13:55　起床

室温　夏 25℃前後（外気との差 5℃以内），冬 18～22℃（暖房時は 20℃くらい），湿度 50～60%
記録の方法：チェック時 〇，　仰向けにしたとき △

b. お昼寝中の観察

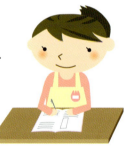

- 睡眠中は必ずそばに付き添う．
- 体調の変化にいち早く気づくためにも，定期的な観察と記録を行う．
- 室温，湿度は適切か．
- 厚着をしていないか．
- 今日の体調はどうか（体温，鼻水，咳，食欲など）．
- うつぶせ寝になっていないか．
- 観察時，子どもの頬，手，足など体に触れて皮膚刺激をする．
- 呼吸観察：0歳は5分ごと，1歳は10分ごと，2歳以上15分ごと．
- 詳細は**表2**を参照．

3 園医（嘱託医）との連携

体調不良児，感染症発症を疑う場合の相談	● 記録を残し，的確かつ簡潔な情報提供を行う ● 具体的な対処方法を聞く
アレルギー児の相談	● 緊急時の指示を受ける ● 知識・対応の研修会を行う
不適切な育児や虐待の疑いに対する相談	● 医療機関，専門機関への繋げ方の具体的な指示を受ける
健康診断（年2回以上），入園時健康診断	● 健康診断前の情報の共有，経過報告，相談指導
その他	● 地域の感染症情報を得る ● 予防接種や健康増進に関するアドバイスを受ける ● 研修会を行う

- 日頃から気兼ねなく相談できる関係を築きましょう！そのためには，子どもたちの出欠状況や「ほけんだより」（保健に関する広報紙）を月1回届けるなど，日頃から園医とのコミュニケーションの機会を増やしましょう．
- 医師もなかなか時間がとれないため，メールやFAXなども活用しましょう．

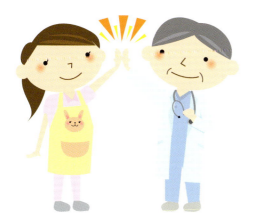

■ 保育園看護師と医師

第9章 看護師・保育士の保育園・病児保育室での役割

4 保護者への連絡と支援

1 保護者への連絡

- 保護者が安心して子どもを預けられ，子育てが楽しいと思えるような支援を目指す．
- 会話の時間が十分とれない保護者には連絡帳を活用し，保育中の様子を知らせる．
- 保育中の様子で微笑ましいエピソードなどを伝えると良い．家庭での育児の励みになる．
  - 例)「ズボンが1人ではけましたよ」，「かけっこがとても速かったですよ」など．

2 保護者への情報発信

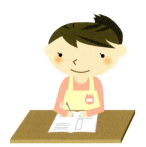

- 掲示板やお便りなどで，感染症の流行や対処方法などを具体的に知らせる．
- 体調が優れない時は無理して登園しないように伝える．
  - 例) 朝起きたらいつもより体温が高い．
    咳などで夜眠れなかった．
    食事が摂れない　など．
- 心配なことがある時はかかりつけ医に相談してみましょう，と声をかける．
- 病児保育室の案内をする．近隣の病児保育室について，利用の方法を知り，病児保育室のスタッフと交流を持つことも大切である．
- 園の行事のほか，子育てサークルや地域の子育てイベントなどを知らせ，保護者の孤立感を減らすようにつとめる．

> **memo　本当のかかりつけ医とは**
> 病気の時だけではなく，普段から育児の悩みなども気軽に相談できる先生です．

> **memo　病児保育室からの情報発信も大切**
> - 病児保育室のスタッフも近隣保育園と連携をとりましょう．
> - 利用案内や病児保育室ニュース，利用状況などを届けることも有効です．

4. 保護者への連絡と支援

3 個別支援のポイント

- 保護者の困っていることに対して，具体的に応えられるように心がける．

a. 相談しやすい雰囲気づくりを心がける

- 普段からの声掛けを大切にする．何気ない声掛けで保護者はホッとする．
  - 例）「○○ちゃん，おはよう．今日は元気そうね」，「ごはん，何食べた？」 など．

b. できる方法を一緒に考える

- 相談例1 「同じものしか食べてくれない」と相談されたら
  - 「どんなものが好きですか」，「薄切りの食パンをクルクルってして手に持つのも楽しいですよ」などと実践できることを提案する．
- 相談例2 子どもの体のことで心配なことがある
  - 「どこかで診てもらったら？」ではなく，「園医の○○先生に相談してみましょうか」，「○○保健センターで相談にのってもらえますよ」などと具体的な声掛けをし，最終判断は保護者ができるように働きかける．

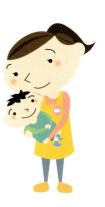

c. プライバシーを尊重する

- 家庭環境などの個人情報はもちろん，相談内容も守秘義務がある．
- 子どもの病名などは不用意に話さないようにする．相談をした保育者以外の人が「情報を知っている」ことで信頼関係を損ねるおそれがある．
- 「○○ちゃん，大変みたいですね」などの不用意な声掛けも避ける．

d. 良好な関係作りのために注意したいこと

- 周囲の評判やうわさなどによる相談者への先入観や感情は，良好な関係作りの妨げになることがある．
- 初期対応によって悩みや不安の解決度が変わってくることがある．

e. 不適切な育児が疑われたら

■ 子どものサイン

- 不自然なケガ，あざ，やけど
- 保育者から離れたがらない
- 体に触られることを嫌う
- 攻撃的な行動が増えた
- 服が昨日と同じ
- 髪の毛，歯磨き，爪などの身だしなみが整わない
- 親が迎えにきても帰りたがらない　など
- 詳細は**表1**を参照

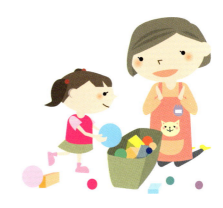

第9章　看護師・保育士の保育園・病児保育室での役割

- 不適切な育児が疑われる場合は，まず園内でカンファレンスを持つ．
- 保護者の育児不安や育児能力の低さに対応しつつ，保育者の立場としては子どもの安全を守ることを最優先し，その上で保護者と子どもの味方になることが大切である．
- 園医には早めに連絡し，必要に応じて園医から専門機関に繋げてもらう．
- 緊急の場合は速やかに保健センターや児童相談所に通告し，適切な対応を図る．

表1　チェックリスト

乳児の様子（0〜2歳）
- □ 体重増加が不良
- □ 前日の服装のままで登園する
- □ 全身に湿疹・かぶれ（垢・おむつかぶれ）がみられる
- □ 不自然なケガ・あざ・火傷・骨折がある
- □ 清潔感がなく，いつもすっぱい臭いがする
- □ 言葉の発達が遅れている
- □ 雰囲気が暗く，喜怒哀楽を表に出さない
- □ おびえた泣き方をする
- □ 抱かれると過度に離れたがらず不安定になる
- □ 身体接触を過度に嫌がる
- □ 笑わない
- □ 発声・発語が少ない
- □ 遊びに集中できない，また，遊びを知らない

幼児の様子（3〜6歳）
- □ 身体と衣類も不衛生である
- □ 爪・歯・耳・髪の手入れがされていない
- □ 夜尿や失禁が多い
- □ 不自然なケガ・あざ・火傷・骨折がある
- □ 基本的な生活習慣が身についていない
- □ 給食でおかわりが多い．または食欲がなさすぎる．弁当を持ってこない
- □ 雰囲気が暗く感情を外に出さない
- □ 自分の世界に閉じこもりがちである
- □ 警戒心が強い，態度がおどおどしている
- □ 遊びに集中できず，落ち着かない
- □ 親の顔色をうかがい，甘えることがない
- □ 親が迎えにきても無視し，帰りたがらない
- □ 保育士を試したり，独占したがる
- □ 他児に乱暴で威圧的・攻撃的である
- □ 過度に他児の物を欲しがったり，隠したりする
- □ 嘘が多い
- □ 叱られるといつまでもふてくされる
- □ 性的なことに過度に関心を示す
- □ 迷子になることが多い
- □ いじめられても主張できない

保護者の様子
- □ 乳幼児の扱いがはらはらするほど乱暴である
- □ 子どもに語りかけることが少ない
- □ 子どもの話を聞こうとしない
- □ いつも表情が固く，いらいらしている．また，子どもをよく怒る
- □ 精神不安定で気分の変動が激しい
- □ 子どもの身体症状（打撲やケガなど）を確認すると，説明が二転三転する
- □ 体罰や過度の要求をしつけだと正当化する
- □ 母子健康手帳の記入が少なく，生育歴を覚えていないことが多い
- □ 病気でも受診させなかったり，予防接種を受けさせなかったりする
- □ 理由の不明な遅刻や欠席が多い．また，送迎時刻がルーズである
- □ 担任との話や面談を避けようとする
- □ 連絡帳の返事や記入がほとんどない
- □ 経済的基盤が弱く，生活が不安定である
- □ 家の中が乱雑で不衛生である

（川崎市：『川崎市子ども虐待対応・連携の手引き』，2009より）

索 引

欧文索引

A
ADHD　112, 113
aplastic crisis　62
ASD　112, 115
Attention-Deficit /
　Hyperactivity Disorder　112
Autism Spectrum Disorder　112

B
BMI　13

C
capillary refill time　19
CRT　19

H
Hib　27, 39

J
Japan Coma Scale　38

L
LD　112, 116
Learning Disorder　112

R
RSウイルス感染症　74

S
SFTS　83
SIDS　127
SpO$_2$　19, 77
SSPE　70
SSSS　88
staphylococcal scalded skin
　syndrome　88
subacute sclerosing
　panencephalitis　70
Sudden Infant Death
　Syndrome　127

V
Vaccine Preventable Diseases
　44
vital sign　18
VPD　44

和文索引

あ
亜急性硬化性全脳炎　70
アスペルガー症候群　112
あせも　78, 88
アデノウイルス　52
アトピー性皮膚炎　80, 90
アナフィラキシー　8, 39, 82, 104
アナフィラキシーショック　108
網目状紅斑　62
アレルギー性結膜炎　90
アレルギー性鼻炎　22, 90
アレルギーマーチ　104

い
意識障害　38
苺舌　50
胃腸炎　26, 54
胃腸炎関連けいれん　54
異物誤飲　25, 102
咽頭結膜熱　52
インフルエンザ　39, 48, 65

う
ウイルス性胃腸炎　54

え
運動発達　16

え
エピペン®　108

お
嘔吐　26, 55
おたふくかぜ　68

か
開放創　97
カウプ指数　13
学習障害　112, 116
風邪　22, 24
仮性クループ　25
噛み傷　97
汗疹　78, 88
感染症　40, 120
乾燥肌　80
浣腸　33
顔面打撲　94

き
気管支喘息　24, 36, 76, 90
起座呼吸　25, 37, 76
傷　96
吃音　112, 117
気道異物　25, 36, 39, 103
急性糸球体腎炎　51
狂犬病ワクチン　97

く
クループ　36, 39

け
経口補水液　29, 101
けいれん　8, 34, 121
血小板減少性紫斑病　72

解熱剤　21
下痢　26, 55
健康診断　122
原始反射　16
見当識障害　38

こ

咬創　97
喉頭蓋炎　25, 36, 39
広汎性発達障害　112
誤嚥　125
呼吸困難　36
呼吸数　14
コプリック斑　70

さ

細気管支炎　36
酸素飽和度　37

し

事故　92
四肢打撲　95
止瀉薬　56
湿疹　90
自閉症スペクトラム障害　112, 115
社会性・生活習慣の発達　16
重症熱性血小板減少症候群　83
授乳　124
食事　124
食物アレルギー　8, 26, 39, 104
止痢薬　56
視力　14
腎臓　15, 31
身長　10
蕁麻疹　105

す

水痘　64
髄膜炎　27, 39, 68
睡眠　125
擦り傷　96

せ

喘息性気管支炎　76
先天性巨大結腸症　32
先天性喘鳴　36
先天性風疹症候群　72

そ

創傷被覆材　96

た

体温計　20
体温調節機能　15, 100
体重　10
帯状疱疹　64
脱水　28, 30, 54, 55
脱水症　15, 28
打撲傷　94
単純ヘルペス感染症　66

ち

チック症　112, 116
窒息　125
知的・言語発達　16
注意欠陥／多動性障害　112, 113
中耳炎　74
腸重積症　27
聴力　14

つ

ツルゴール　55

て

手足口病　58
手洗い　41
伝染性紅斑　62
伝染性軟属腫　80, 86, 90
伝染性膿痂疹　64, 78, 80, 88, 90

と

頭囲　10
登園停止　42
頭蓋内出血　94
頭部外傷　27
頭部打撲　94
トゥレット症候群　112, 116
とびひ　64, 78, 80, 88, 90
ドライスキン　80

な

難聴　68

に

乳幼児突然死症候群　127

ね

熱傷　98
熱性けいれん　35
熱中症　100

の

脳炎　27, 39, 48, 54, 68
脳症　39, 48, 54

は

歯　95, 124
肺炎　74
排泄　125
バイタルサイン　18
ハイムリック法　103
ハインリッヒの法則　92
はしか　70
ぱっくり傷　97
発達障害　112
発達性協調運動障害　112
発熱　20
鼻かみ　23
鼻汁　22
はやり目　52
パルスオキシメーター　19

ひ

ヒブ　27, 39
鼻閉　22
肥満度　13
標準予防策　41

ヒルシュシュプリング病　32
昼寝　125
貧血発作　62

ふ

風疹　72
プール熱　52
副鼻腔炎　22
ブドウ球菌性熱傷様皮膚症候群　88
プロポーション　10

へ

ヘルパンギーナ　60
ヘルペス歯肉口内炎　66
弁当　126
便秘　32

ほ

哺乳　15

ま

麻疹　70

み

水いぼ　80, 86, 90
みずぼうそう　64

む

虫刺され　82, 88
ムンプス難聴　68

め

免疫　46

も

毛細管再充満時間　19, 31, 37, 55

や

やけど　98

よ

溶連菌感染症　50
予防接種　47, 57, 65, 69, 71, 73, 83

ら

ライ症候群　65

り

リウマチ熱　51
離乳食　15, 106, 124
流行性角結膜炎　52
流行性耳下腺炎　68
リンゴ病　62

わ

ワクチン　44, 46

検印省略

園医がやさしくレクチャー！
園児のケガ・体調不良時の対処ガイド

定価（本体 2,500円＋税）

2019年4月3日　第1版　第1刷発行
2019年9月8日　　同　　第2刷発行

編　者	稲見　誠（いなみ　まこと）
発行者	浅井　麻紀
発行所	株式会社 文光堂
	〒113-0033　東京都文京区本郷7-2-7
	TEL　(03)3813-5478（営業）
	(03)3813-5411（編集）

©稲見　誠, 2019　　　　　　　印刷・製本：壮光舎印刷

ISBN978-4-8306-3042-2　　　　　　Printed in Japan

- 本書の複製権，翻訳権・翻案権，上映権，譲渡権，公衆送信権（送信可能化権を含む），二次的著作物の利用に関する原著作者の権利は，株式会社文光堂が保有します．
- 本書を無断で複製する行為（コピー，スキャン，デジタルデータ化など）は，私的使用のための複製など著作権法上の限られた例外を除き禁じられています．大学，病院，企業などにおいて，業務上使用する目的で上記の行為を行うことは，使用範囲が内部に限られるものであっても私的使用には該当せず，違法です．また私的使用に該当する場合であっても，代行業者等の第三者に依頼して上記の行為を行うことは違法となります．
- JCOPY〈出版者著作権管理機構 委託出版物〉
本書を複製される場合は，そのつど事前に出版者著作権管理機構（電話03-5244-5088，FAX 03-5244-5089, e-mail : info@jcopy.or.jp）の許諾を得てください．